U0210288

猴 面 包 树

CHRISTOF KESSLER

GLÜCKS

GEFÜHLE

多愁善感的大脑

[德] 克里斯托夫 · 凯斯勒 著 毕秋晨 译

浙江教育出版社 · 杭州

献给

佩特拉

目录

第五章

突触和递质 /076

第六章

磁共振功能成像 /105

第一章

幸福感

卡特琳娜形单影只，她的丈夫酗酒无度，半年前死于肝癌。对于卡特琳娜而言，这种婚姻生活着实不易，也毫无幸福感可言。然而，尽管丈夫嗜酒成性、暴躁易怒，卡特琳娜却仍然怀念丈夫在的日子，精神层面以及物质层面的孤独让她无所适从。为了维持生计，她每天一大早就去律师事务所做保洁工作。

一天早上，她骑着自行车去律师事务所，在路口停下等红灯。街上还没有多少人，其实她完全可以直接驶过路口。当她疲惫地斜靠着自行车等红灯时，一辆黄色环卫车从她身边经过，卡特琳娜的内心突然升起一股莫名的愉悦感。这种感觉源于五脏六腑的最深处，向全身蔓延直至指尖。卡特琳娜的内心一下子被一种难以言说的幸福感充盈。后来，她在医院绞尽脑汁，想要描述这种感觉："那是一场幸福的风暴！一切都是如此美妙，我感觉自己从内而外都闪闪发光。"随即，她突然失去了意识，全身抽搐，无法自主呼吸，脸上褪去血色并开始发青，最后她咬着舌头直挺挺地倒下，如同一棵被砍倒的树。一旁的环卫车司机目击了一切，立马拨打了急救电话，卡特琳娜被送到医院。

卡特琳娜的遭遇并非特例，先前这被叫作羊癫疯，现在被称为癫痫。通过监测脑电波（脑电图检查）证实，卡特琳娜出现了脑功能紊乱，大脑皮层异常放电。在脑电图检查中，电极被固定于头部，类似心电图检查中，电极被固定于胸前。检查结果表明，卡特琳娜左脑反应异常，有较高的癫痫发作可能性。但是，癫痫发作前的强烈的幸福感从何而来呢？显然这并非由外在环境带来：红灯、环卫车都不是幸福感的端由。这种强烈的幸福感实际上是癫痫的一种病状。

卡特琳娜并非个例，俄国作家陀思妥耶夫斯基在小说《白痴》[1]（*The Idiot*）中详细描写了这种不断困扰着主人公梅什金公爵的怪病，"他想到，在癫痫即将发作前，有这样一个阶段：就在他感到忧郁、苦闷、压抑的时候，刹那间豁然开朗，他的思想和心灵被一种非凡的光照亮，一切激动、疑虑、不安瞬间归于虚无，化成一种明朗而又和谐、欢欣的宁静"。幸福感源于脑功能紊乱，属于癫痫病症，这不是很奇怪吗？

1. 感知——微风拂脑

突然向病人袭来的强烈情绪被称为感知。古希腊名医伽伦[2]首次将此概念与癫痫联系起来。感知意为微风，描述了癫痫发作前向病人袭来的独特体验。卡特琳娜对于幸福情绪的感知是癫痫发作的前兆。如果病灶位于大脑的某个特定部位，则称为局灶性癫痫。根据病灶部位以及相关功能的不同，病人的感觉也大不相同：有些病人在发作前会产生一种疏离感，面对自己的家等原本熟悉的环境，一股陌生感会油然而生，好像以前从未见过这里；而有些人则会产生既视感，比如在咖啡馆聊天时突然感觉眼下似曾相识，确信自己之前在这里进行过重复的谈话。

病发前的幸福感证明大脑中存在特定的幸福中枢，在癫痫发作时受到刺激，从而产生幸福感。来自德国埃尔朗根的癫痫研究专家斯蒂芬[3]发现，幸福感源自颞叶部分区域。海马体就位于此区域，其影响短期记忆和情绪调整。当癫痫从这里如雷雨般爆发时，幸福感就会袭来。

鉴于此，对于病人卡特琳娜的病症，我们就能够知道从何入手：磁共振成像显示其左颞叶处有一个不及樱桃大小的肿瘤。肿瘤经手术切除后，病理诊断为良性。卡特琳娜术后未再出现癫痫症状，幸福感也未再随之出现。当被问及是否怀念那种幸福感时，她说："是的，那是一种妙不可言的感觉，但是也有很大隐患，我会担心癫痫严重发作，会害怕摔倒和受伤，害怕这一切来临时无能为力的感觉。"

2. 大脑的奖励机制：幸福、认同、激励

我们每天都会经历各种各样的事，我们的大脑会将这些事情过滤并按其重要性分类：哪些经历由短期记忆存入，相当于大脑硬盘的长期记忆？哪些记忆可以被抹去和忘却？学习过程中最重要的是内在驱动力，特别是学习经历中的幸福感。

大脑的奖励系统，也称中脑边缘系统[4]，负责在大脑中产生快感。当我们有美好的感受或者完成一项挑战时，中脑边缘系统发出信号"做得好"，刺激多巴胺的分泌，引起快感并伴随着自豪感、幸福感，激励我们迎接新任务，希望再次体验多巴胺带来的愉悦感。狗可以上百次捡回被扔出去的小棍子，只为得到美食奖励。我们同样追逐各种"小棍子"，享受大脑发出的"做得好"的信号，谋求声望，渴望认同。

简单的小事就足以开启大脑的奖励系统。在超市里，收银员新开了一个柜台，而你恰好站在第一位，

这感觉真棒；当交通拥堵突然疏解，你将油门一踩到底；你支持的球队出乎意料地以压倒性优势获胜。积极的重大事件当然也可以带来幸福感：在民事登记处注册结婚时的那句"我愿意"（不敢百分百保证真心诚意！），孩子出生或者顺利毕业。

幸福感与激励总是相辅相成，幸福而满足的体验激发人们采取更加积极的行动去实现价值。人人都渴望幸福永在，以及获得更高层次的幸福。

幸福与激励的结合对人类文明意义重大，激发了人类精神及身体表现的最大潜能，推动了人类思想的发展，人类由此超越了基本生存需求层面的满足，例如进食、安全、繁殖等，进而使用火、制造工具，进行跨大陆迁徙，这无一不基于幸福与激励的结合。当人类有了更丰富的食物选择或更好的生活环境时，大脑的奖励机制便发挥着作用，激励人类不断实现目标。

奖赏机制并非有百利而无一害。它一方面可以促使我们达成更高的目标，另一方面也让我们更易被欺骗。追求幸福感通常要付出努力，然而酒精、毒品等却可以让人毫不费力地感受到极大快感，虽然只有短短一刻。奖励系统受到人为刺激，产生已完成目标的错觉和满足感。与此同时，身体受到毒害，长期滥用药物导致身体严重受损，但大脑却对此毫无察觉，甚至继续发出激励信号：沉浸其中吧，这对你只有益处！许多人因此丧命。

大脑如何感知到幸福感、满足感？怎样才能让大脑更善于感知？怎样避开大脑的陷阱？为何如今的幸福感对于我们的生活和生存依旧重要？为何大脑的各种机制既可以产生幸福感，也可以引发进食障碍、依赖症、抑郁情绪？

为了厘清这些问题，我们不妨先了解决定大脑功能的基本结构，看看我们神经系统的"指挥部"是如何运作的。

第二章

基本原理：
大脑是如何运作的？

1. 超级计算机：低功耗高性能

美国精神病学家艾伦·弗朗西斯 (Allen Frances) 曾说过："在已知的宇宙中，人类大脑是最复杂的构成体。"作为每天与脑功能障碍患者打交道的神经科医生，我深以为然。

我们的大脑可以称之为一个奇迹。每个人的颅骨内都有一个超级信息处理系统，比任何计算机都能更快速、更有效地执行错综复杂的任务，并且可以同时进行多任务的处理。呼吸、心率调节、温控、压控、接收视觉信号、类比过往经验、拿起电话听筒、揣度对方心理、走到冰箱处然后倒一杯牛奶并颇有魅力地说几句慧语……大脑可以同时完成这么多事，而且完成得毫不费力。它还可以通过学习来不断地提高各项功能水平。

德国比勒菲尔德大学认知交互技术研究中心 (Center for Cognitive Interaction Technology der Universität Bielefeld) 的伊普克·瓦克斯穆特[1] (Ipke Wachsmuth) 开展了大脑能效问题的研究，他写道："大脑功率约为20瓦特。"然而目前运算速度最快的超级计算机功率为1800万瓦特，这意味着，如果要制造一台能够模拟人脑工作的超级计算机，就需要建一座特别的发电站。现在的你或许已经惊叹于人类大脑的绝妙。

2. 最大的计算机就是我们的大脑

成年人大脑质量约为1400克，和一台MacBook Pro（苹果笔记本电脑）的重量差不多。男性的大脑比女性重100克左右，或许你会觉得，这也不难解释，因为男性的平均身高、体重都高于女性。

但事实上并非如此，即使将性别因素考虑进去，大脑的质量差异依然存在。[2]黑猩猩的大脑质量仅为400克，而大象和抹香鲸的大脑则重得多，分别为5000克和8500克。决定物种智商的并非大脑的绝对质量，而是大脑质量与体重的比例。人类大脑占体重比为2%，黑猩猩占比为0.9%，大象仅有0.2%。[3]

人类与黑猩猩的大脑占比存在差异的主要原因在于人类额叶的高度发育。额叶负责思维，控制情绪及本能反应，调控社交行为。

有趣的是，包括人类在内，物种大脑的体积、质量不一定与其智力相关，不少天才的大脑都可以印证这一点。遗憾的是，歌德、莫扎特、康德的大脑已无法检测，但是我们掌握了爱因斯坦的大脑的体积、质量、结构等精确数据。

3. 盗取爱因斯坦的大脑

爱因斯坦生前就决定身后火葬，将骨灰撒到秘密之处。后来爱因斯坦由于主动脉瘤破裂，于普林斯顿逝世，享年76岁。或许是命运使然，为了确定死亡原因，病理学家托马斯·哈维（Thomas Harvey）对爱因斯坦的遗体进行了解剖。哈维虽然就职于病理科，但也通晓神经学。他想向世界揭示相对论的提出者拥有怎样非凡的大脑结构。在一种病态的野心的驱使下，他未经任何许可，锯开了死者的头骨，盗走了大脑[4]。让哈维吃惊的是，爱因斯坦的大脑质量竟然低于男性大脑质量平均值，仅有1320克。哈维从多角度拍摄了大脑照片，然后将其切成240片，浸泡在福尔马林溶液中，装进密封的玻璃瓶中保存。他还非法摘取了爱因斯坦的眼睛，保存在另一个密封的玻璃瓶中。为了逃避刑事责任，哈维说服了爱因斯坦的儿子汉斯·阿尔伯特·爱因斯坦（Hans Albert Einstein），与汉斯约定，自己仅是在进行科学研究。然而这并没有让他保住工作，哈维被医院解雇并被吊销了医师资格证，后来不得不在工厂做工以维持生计。

哈维把存放爱因斯坦大脑和眼睛的玻璃瓶放在自家的地下室里，后来他多次搬家，但从未丢下这两个玻璃瓶。直到80岁高龄他才将其公之于众。他与记者迈克尔·帕德尼提（Michael Paterniti）开着一辆旧别克车踏上从美国西岸到东岸的千里旅程，希望把天才的大脑托付给一位热衷于此的神经学家。起初，他们想把天才的大脑赠予爱因斯坦的孙女，但是遭到其婉言谢绝。

帕德尼提在其著作《送爱因斯坦回家》中记述了这段离奇经历[5]。10年后，哈维离世，他的继承人将切片交予位于芝加哥的美国国家卫生与医学博物馆[6]。另外，从哈维的遗物中，还发现了从爱因斯坦的大脑中刚刚取出这些切片时拍摄的14张照片。

2012年，古人类学家迪安·福尔克（Dean Falk）在神经科学领域杂志《大脑》[7]（Brain）上发表了关于爱因斯坦大脑照片的研究报告。福尔克发现，爱因斯坦的脑部形态，存在一些不同寻常的特点，其脑前额叶较常人显著发达（此处指脑前额叶在大脑中的占比，人类的数据明显高于黑猩猩）。此外，负责抽象及视觉空间思维的颞叶，爱因斯坦也异于常人。

关于爱因斯坦的大脑，要数中国物理学家门卫伟的发现最为激动人心[8]。与常人相比，爱因斯坦大脑半球间的信息通路，即胼胝体，发育得更为发达，横截面积更大，大脑半球间信息交互极为顺畅。

从神经学角度看，爱因斯坦大脑的高密度的神经元连接以及优越的神经纤维联通性造就了这位天才，而这并不取决于大脑的质量或体积。总而言之，重"质"不重"量"。

4. 人类大脑：质地柔软，脂肪丰富

一般很少有人能有机会亲手触摸大脑，然而刚进入医学院没几周我就在解剖课上直面大脑，如今想来仍记忆犹新。那天我手上的标本重1.5千克，触感出奇地柔软，摸之略为黏滑，解剖后由内观察和触摸，手感油腻。我能感觉到神经束被非常油腻的绝缘层包裹着，这一点我在后面还会更详尽地说明。那一刻，我肃然起敬：眼前的球形标本曾是某个人的思想器官，承载着他/她的喜怒哀乐，塑造着他/她的个性，指挥着他/她的行为。就是这个大脑，为了培养未来的医生，做出了捐献遗体的决定。第一次接触大脑时的敬畏和着迷让我坚定地走上了神经学的研究道路。

5. 大脑的四个脑区

大脑构造远不止于两个半球，神经学将两个半球各划分为位置对称的四个脑叶：额叶 (Lobus frontalis)、顶叶 (Lobus parietalis)、颞叶 (Lobus temporalis)、枕叶 (Lobus occipitalis)。脑叶的

德语名称为"Lappen"，听起来有些随意，容易让人联想到抹布一类的清扫工具，其实拉丁语"*Lobus*"同样意指抹布或者抹布形状的事物，但是与德语"Lappen"相比，"*Lobus*"听起来的确好多了。

脑叶区域并不是没有根据随意划分的，而是基于大脑半球各项功能划分的。就像市政将大型购物中心、污水处理装置、住宅区、足球场规划至不同区域，但各个区域都以自己的方式为城市生活做出贡献。

其中，枕叶为视觉皮质中枢，颞叶为语言中枢，顶叶为运动及感觉中枢，额叶为认知及行为中枢。但我们如何才能知道大脑各部分的功能呢？就像我们会通过世界地图认识地球，世界地图被各国认可一样，在神经学界也有一张在国际上"通行"的大脑表面地图：布罗德曼分区。

6. 布罗德曼分区：大脑皮层地图

布罗德曼分区最早由德国神经科医生科比尼安·布罗德曼（Korbinian Brodmann）提出，他的人生经历令人称奇，他以最简单的方式将自己写入了神经学的史册。

布罗德曼并非含着金汤匙出生，他的出身更不能让他轻而易举地成为公认的大脑绘图师，百年后仍受人尊崇。1868年，布罗德曼生于博登湖附近的利格斯多夫（今德国霍恩费尔斯市），是一个农场主和农场女仆的儿子。现在这里有一家小型博物馆，网站上有一幅临摹图，描绘了他出生时家境贫寒的情况。他的家只有一间简陋的房子。这座房子看上去破败不堪，如今早已拆除。布罗德曼在当地的小学上学，成绩优异。12岁时，他转入锡格马林根的市立中学，后来进入康斯坦茨的高级中学[1]。他先后在慕尼黑、维尔茨堡、柏林和弗莱堡学习医学，于1895年获得医师执照。为了治疗白喉后遗症，他前往德国的菲希特尔山区疗养。在那里，他遇到了著名的脑科专家奥斯卡·沃格特（Oskar Vogt），并加入他的大脑研究所。在这里，他绘制出以他自己命名的大脑皮层图谱，并在1909年将其发表。1918年，他成为慕尼黑精神病学研究所（今德国马克斯—普朗克精神病学研究所）的组织学系主任。后来，他在一次解剖中被割伤，由于那时解剖尸体时通常不会戴手套，布罗德曼死于败血症，享年49岁[9]。

在解剖技术尚不成熟的年代，没有如今的成像技

---

[1]　毕业后具有读大学的资格。——译者注

术，布罗德曼是如何利用当时有限的手段绘制出沿用至今的精确的大脑图谱的？其实，他并非孤军奋战。在沃格特领导的研究所里有一大批有能力的研究人员，每天大家都会共同讨论、分析研究项目。此外，布罗德曼异常勤奋，很早就树立了远大目标。尽管如此，由于那个年代没有计算机、扫描仪和激光显微镜，因此布罗德曼只能用显微镜来进行研究。

当布罗德曼通过显微镜观察大脑皮层时，他看到了什么？

大量的神经细胞，而且它们在形状和排列上的差异是显著的。[10]

图2-1出自1918年版的《格雷氏解剖学》[11]。从图上可以看到，大脑皮层由多层神经细胞组成：锥体细胞、星状细胞、颗粒细胞和许多其他细胞。根据大脑皮层各区域的功能，如运动、语言、记忆、视觉、听觉等，其细胞结构有所不同。这似乎符合逻辑，因为大脑皮层在结构上各司其职，听流行歌曲与挠头这两种动作需要调动不同的区域。布罗德曼在显微镜下观察到这些细胞的构成差异，并在他的草图中记录了下来。布罗德曼的伟大之处在于，他用显微镜观察到了整个大脑皮层，并将结构相同的区域进行编号，绘制出大脑表层图

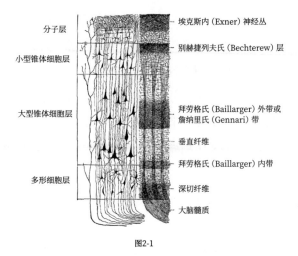

分子层 — 埃克斯内 (Exner) 神经丛

— 别赫捷列夫氏 (Bechterew) 层

小型锥体细胞层

大型锥体细胞层 — 拜劳格氏 (Baillarger) 外带或
詹纳里氏 (Gennari) 带

— 垂直纤维

— 拜劳格氏 (Baillarger) 内带

多形细胞层 — 深切纤维

— 大脑髓质

图2-1

解剖学经典教材《人体解剖学》，亨利·格雷著，俗称《格雷氏解剖学》。插图作者：亨利·范
戴克·卡特（Henry Vandyke Carter）。

谱，即布罗德曼分区。他就是这样成功地将众多的马赛克
碎片拼成了一个整体。

最终，布罗德曼将大脑皮层划分为52个不同区域，
但是他对各区域的不同功能尚不明晰。尽管如此，他的区
域划分相当精确，后来证实他划分的每个区域都具备某种
特定功能。大脑皮层的布罗德曼分区至今仍是国际标准，
例如，视觉皮层对应布罗德曼17区，语言理解中枢对应
布罗德曼22区。

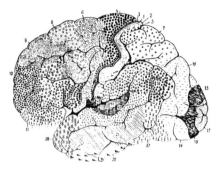

图2-2

布罗德曼绘制的大脑皮层图谱，摘自其著作《大脑皮层定位理论：基于细胞结构原则》（1909）（*Vergleichende Lokalisationslehre der Grosshirnrinde: in ihren Principien dargestellt auf Grund des Zellenbaus*）。

7. 大脑银河系

　　大脑皮层是大自然的杰作，大脑沟回中密布着约800亿个神经细胞，亦称神经元。试想一下，每个人的神经细胞数量之多犹如银河系内的恒星数量。银河系包含1000亿至3000亿颗恒星，直径10万光年（1光年约为95000万亿千米），而我们的大脑要小得多。

　　每当我把大脑想象成银河系，总会感触颇多。每当夜幕降临，我仰望星空时，总会心怀敬畏，如同当年第一次触摸大脑。我们每个人体内都有一个银河系，数百亿神经细胞彼此相连，密布于紧凑狭小的空间内，无法如星系一般无限延展。大脑神经细胞可不是随意淋在蛋糕上的糖浆，它们的排布是井然有序的。

8. 大脑皮层决定其性格特质

根据国际头痛学会（International Headache Society）的数据，一半以上的头痛并非器质性病变引起，而是紧张性头痛，起因是精神压力和自我要求过高。这位患者的情况就是如此：他刚刚成为一家电脑公司合伙人，31岁，每天工作14个小时。同时，他还在照顾独居的患病母亲。他的女友感到自己被忽略，常常向他抱怨。在过度压力下，他的身体产生了相应的反应。定期的耐力运动和充分的休息对于治疗紧张性头痛很有必要，虽然没有写在处方上，但是这个年轻人急需改变生活方式。

大脑皮质（contex cerebri）也称大脑皮层、大脑灰质，厚度为2—5毫米，神经元大量集中于此，色泽灰暗；沟回密布，外观像一个核桃，这些褶皱增加了大脑皮层的表面积，体积上则适应颅骨内的相对狭小空间。

大脑深处藏有深色细胞核团，它们在整体上被称为基底神经节，具有运动调节功能。在这块灰质中，大量的神经细胞通过神经纤维相互连接为网络，传递脉冲，交流得十分活跃，类似于在一个大城市里建筑物通过高压线、地下电缆、变电站、中继站组成的大型网络相互连接。这些神经电缆以神经纤维的形式在大脑皮层下运行，形成了"白质"。它们与800亿个神经细胞一起，构成了大脑复杂网络的核心。

大脑皮层的主要功能是接收各种感官信息，我们所看到的、感觉到的、听到的、尝到的一切信息都汇聚于此。重要的信息被储存下来或者向运动系统发出指令：小心！有木头横在跑道上，越过去！树丛里可疑的声音是什么？快转头去看看！但外部刺激也需经过信息处理：为什么那里横着一截树干？并没有暴风雨，那么会不会是有人砍倒的？是邻居家的猫在灌木丛里窜来窜去吗？或许邻居没有喂饱它。这种信息处理过程被称为认知功能，包括人类智力的各种表现，如记忆、学习、抽象能力、逻辑关系、计划、决定等，均发生在大脑皮层内。

一位健康的70岁男子因为反复头晕前来就诊，眩晕多发生于仰头时。他爱好帆船，经常要抬头看看桅杆顶部的风向标，由于眩晕，仰头变得越来越困难。除此之外，他的状态很好，享受着退休律师的生活，只有些老年人常见的小毛病。他发现自己的记忆力越来越差，去购物时需要列个清单，否则可能会忘掉一半的内容。

9. 大脑老化，重量减轻

与前文提到的31岁患者的大脑图像相比，70岁男子的脑回更窄，脑回之间的脑沟更宽，大脑看起来更像是一个破裂的核桃。

来自瑞士巴塞尔的生物统计学家彼得·哈特曼 (Peter Hartmann) 与一个病理学团队合作，对数千名死者的大脑进行了检查、测量和称重[12]。他发现，即使是完全健康的人，大脑的重量仍呈现出每年递减的趋势，而且男性减速高于女性，女性大脑重量逐渐追平男性。磁共振成像显示，在这一过程中，大脑各区域并非受到同等的影响，神经细胞的衰退主要影响负责记忆和感觉、情绪处理的区域，导致老年人出现记忆力减退、情绪波动严重的症状。我们常说人上了年纪会变得固执、多愁善感，原因之一就在于此。

然而，神经细胞衰退导致的大脑皮层变薄是一个渐进的、非常缓慢的过程，所以头脑清晰的老年人不在少数。德国前总理赫尔穆特·施密特 (Helmut Schmidt) 就是一个例子，他在90多岁时仍然可以对政治局势做出清醒、理智的判断。

此外，大脑皮层的神经细胞也会产生病理性改变，阿尔茨海默病就属于这种情况。病症导致大脑皮层神经细胞遭到破坏，从而丧失高级认知能力，记忆、方位感和社交能力逐渐消失。虽然我们在本书中不阐述该病症，而是探求幸福感背后的奥秘，但我们必须谨记，健康与疾病、幸福与不幸福永远相伴而生。

10. 脑白质：大脑的社交网络

之前我们曾用城市的电力供应系统做过类比：在城市的每个角落，或许是卫生间，或许是冷清的地下室，甚至是塔尖，都会有一个开关，只需轻轻一按，灯就能亮起来，电脑就能启动，你就能用吹风机吹干头发，这一切都离不开纵横交错的电缆。大脑的运作也是如此：大脑皮层的脑细胞（类比于灯泡、电脑、吹风机、厨房电器等）通过大脑皮层下的巨大网络相互连接（类比于电缆）。

大脑皮层的神经元通过这个巨大网络实现高频交流，就像老友相聚一样，神经元之间进行不间断的对话。每个神经细胞由一个细胞体、一个主要延伸部分（即轴突）和许多小分支（即树突）组成。

  细胞体的外观和大小根据其功能的不同而有所差异（长度0.001—0.1毫米）。运动皮层的锥体细胞特别大，这种类型的细胞轴突也特别长。当我要动右脚趾时，会发生什么呢？左半脑运动皮层的锥体细胞在受到刺激后能产生兴奋，形成电位差，电流从细胞体传到轴突，轴突可能非常薄、非常长，有时甚至长于1米。大脑皮层通过锥体细胞的轴突与肌肉相连，可以把轴突比作连接开关和灯泡的电线。电信号通过轴突从大脑传到脊髓。在大脑与脊髓的连接处，大脑一侧的轴突交叉到对侧脊髓，直到腰椎，至此它们才与下一个运动细胞对接，而后离开脊髓。在脊柱外，许多轴突连接在一起，形成周围神经系统。这时，扭动脚趾的命令通过坐骨神经传递到脚上，使腿部后侧肌肉群带动脚趾运动。我身高186厘米，靠墙站立时，头顶到腰椎的距离经测量为110厘米，这就是运动皮层神经细胞轴突到第二个神经细胞的长度，这难道不是很不可思议吗？只有0.1毫米大小的神经细胞，延伸部分却能长达1米以上。

  脑白质中的"电缆"有着惊人的结构，"电缆"直达脊髓，也可以反向通往大脑，将各种感觉刺激由周围神经传至大脑。除此之外，脑白质还有着大量较短的神经连接，相当于两户居民之间的电缆，大脑皮层的各个中枢通过它们互通连接。

神经细胞不能独立活动，总是形成一个相互连接的网络，其性能远超任何一台已知的计算机。大脑约有10万亿个轴突和树突，这是一个难以想象的巨大数字 (14位数)，所有树突连在一起可绕地球一周。[13]

11. 小心有电：脑细胞的交流

从另一个角度来看，把神经网络比作电网也很合适：事实上，神经细胞通过电流脉冲通信，这些脉冲通过树突，从一个细胞体传到下一个细胞体。每个神经细胞都有非常微小的电位差，这种电压是由于钠离子和钾离子 (带电的原子，也有分子) 通过细胞壁上的微小通道进入细胞而产生的。当电刺激从一个细胞传递到下一个细胞时，离子浓度会发生变化，神经细胞迅速放电，并将电位变化通过树突传到下一个细胞。这听起来很复杂，但基本等同于手电筒电池的工作原理：正极和负极的电位差产生了电流。

神经细胞之间所有的传导通路构成了脑白质。人类的脑白质尤为发达，与神经细胞集中的灰质相比，白质约占大脑体积的一半以上。就像电缆外都包有塑料绝缘层，神经纤维被一层脂质包裹，这层脂质被称为髓磷脂。

髓磷脂由70%的脂肪和30%的蛋白质组成，所以大脑的触感是十分油腻的。

12. 髓磷脂：大脑的高速公路

神经元外侧的髓磷脂不仅起到绝缘的作用，还能提高神经脉冲的传输速度。神经轴突外围的髓鞘越厚，神经细胞之间的传导速度就越快。粗神经纤维的传导速度快于细神经纤维，最高速度可达120米/秒，这是一个相当快的速度。试想一下，时速100公里的汽车在1秒内也只能行驶30米。包围神经纤维的髓鞘在出生后继续发育，在人刚刚出生和之后的头几年，脑白质中只有少数神经纤维有明显的髓鞘[14]。大脑中负责接收视觉、听觉感官刺激的区域最先连通，然后是运动、感知系统，它们最后与负责情绪控制和规划思维的额叶、顶叶连接。

由此，我们也就更容易理解人在青春期出现情绪波动和产生跳跃式思维的原因，脑干和额叶之间的连接是最后发育完成的，在青春期时尚未发育完善。已成年的青少年的父母应该对此感触颇多，因为人在18岁后大脑才会发育完全。在此之前，额叶尚不能完全控制行为，因此对于青少年的所有行为都须在此前提下加以审视。

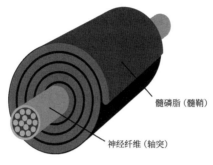

髓磷脂（髓鞘）

神经纤维（轴突）

图2-3

髓鞘是包裹在神经细胞轴突外面的一层膜，具有绝缘作用，其中70%的成分为脂肪。

研究表明，在智力高于平均水平的人群中，厚髓鞘包裹的神经纤维的数量特别多[15]，大脑各中枢之间的传导速度也格外快，这一点再次与计算机领域共通：最快的计算机带来最好的解决方案。

每个人都可以通过训练和终身学习来锻炼大脑能力。来自瑞典的科学家萨拉·本特森（Sara Bengtsson）[16]做了一项研究，参与者为各年龄段（包括老年人）的钢琴演奏者。研究发现，每日坚持练习会使脑白质的体积增大且效果持续终身。脑白质为大脑功能的健全提供了保障，而维持和增加脑白质的前提则是：不要拒绝新事物，永远保持好奇心。另外，纽约的一组研究人员发现，大脑的神经传导离不开健康饮食，如果多吃鱼肉、少吃禽肉，在老年时期脑白质和灰质的体积的缩减速度就会明显放缓[17]。

小时候，我每天都要被迫吃下一勺鱼肝油，从此产生了心理阴影。鱼肝油的气味至今还是让我反感，因此我现在更愿意在餐厅吃一块美味的梭鲈鱼或者一块肉质紧实的欧蝶鱼。鱼类含有Omega-3脂肪酸，摄入Omega-3脂肪酸对于维持大脑的健康至关重要[18]。柏林科学家艾格尼丝·弗洛尔（Agnes Flöel）[19]做了一项实验，受试者为身体健康的老年人，一组服用含有Omega-3脂肪酸的鱼油胶囊，另一组服用安慰剂。结果显示，服用鱼油的受试者在一段时间后的心理测试中表现出更强的记忆能力。此外，磁共振图像显示，服用鱼油的受试者的脑白质状况更好。因此，心理训练和地中海饮食可以保持心理健康并防止智力下降。

不幸的是，脑白质的某些病变会引发智力减退。最坏情况下，病人会出现痴呆症状。痴呆症是后天性的思维能力丧失，同时伴有记忆衰退、方位障碍和社交能力紊乱，这往往是一种致命的疾病。医生们常提到阿尔茨海默病类型的痴呆症，但也有一些痴呆症的亚型可以被治愈或通过积极疗法得到预防。

我曾接触过一个门诊病例：患者58岁，是一名商人，于两德统一后在乌泽多姆岛买下几栋年久失修的别墅并和工匠朋友一起翻新它，现在在黄金地段经营几家酒店和公寓。两德统一后，他仍旧忧心忡忡。虽然全国各地的客人蜂拥而至，但是店内一直缺少称职的员工。他坐在我对面，略显肥胖，身着一件敞开的白衬衫和精致的黄色亚麻布长裤。"我最近忘事越来越严重，"他说，"我曾经记得每个客人的名字，打招呼时我都会说，'您好，福克茨先生''您好，迈因贝格夫人'，我全都认识！但现在，我只跟那些重要的人打招呼，或者压根什么都不说。您知道吗？我现在对什么都提不起兴趣，我刚去西班牙富埃特文图拉岛度了3周假，现在又感到疲惫不堪了。"

我给他做了检查，然后测量了他的血压：170/100毫米汞柱。数值太高了！第一个数值不应该超过140，第二个数值必须低于90。"您的血压太高了。"我说。"是的，我患有高血压很长时间了，但也没什么办法，我看过很多医生，但现在血压还是居高不下。"这种说法显然是错误的，每位医生都知道，高血压患者必须通过适当的药物治疗来恢复正常血压。但许多病人相当享受高血压状态，当血液在高压下涌入头部时，人有一种微醺感，而在服药降压阶段，人会感到疲惫、无精打采，像这位患者一样的行动派必然会排斥这种感觉。

为了弄清患者记忆障碍的原因，我给他的头部做了磁共振成像，我们从中的确发现了病因：患者脑白质有弥漫性亮斑，亮斑均位于大脑皮层以下的传导系统内。

这种病症被称为皮层下动脉硬化性脑病，缩写为"SAE"。换句话说，它是一种发生在大脑皮层以下的脑部疾病，由血管钙化引起。SAE发病的最常见原因是在人群中高发的高血压，高血压导致动脉血管壁受损，结果造成微小动脉闭塞，导致脑白质缺血缺氧，随之产生多发性梗死灶，切断神经传导，使大脑各中枢无法互通。临床表现为难以思考、健忘、失语，缺失灵活性。比如，在房间里怎么也想不起要做什么；没有清单就无法购物；对新鲜事物失去兴趣；日常喜悦不复存在。这些是血管性痴呆的一些症状，SAE也被称为血管性痴呆，在最后阶段与阿尔茨海默病非常相似。然而，与不可逆转的阿尔茨海默病不同，血管性痴呆可以通过控制血压和其他风险因素（如吸烟、糖尿病或脂肪代谢紊乱）来治疗。

随后，这位患者再次接受了内科检查，每天记录血压数值，调整药物治疗方案，从而使他的血压基本稳定在正常水平。我还说服他每周至少锻炼两次。一年后的磁共振检查显示，与高血压有关的脑白质损伤没有加重，他仍然健忘，但在他看来，情况并没有恶化。

13. 大脑深处

现在让我们搭乘电梯，从大脑皮层穿过白质进入大脑深处。我们离开语言、视觉、感觉、思考、计划、记忆的意识阵地，来到大脑中的潜意识区域。我们回看之前那位年轻的头痛患者的磁共振图像，除了呈现在大脑皮层处的黑色边缘，大脑中央也有由细胞聚集而成的黑色区域，这些被称为神经核。完全被白质包裹的这些核团被称为基底核，发育早于大脑半球，在绵羊和猫的脑内也能发现类似的结构。

首先，基底核调节我们的自主运动。它们接收来自大脑皮层的有意识的指令，例如我想拿一杯水喝，基底核就会通过精密回路细化指令并与其他部位协同调节，从而使手、胳膊、喉咙、嘴在喝水时协同动作；基底核也负责运动记忆，特指运动过程中的无意识记忆。你想滑雪，但上次的滑雪经历还停留在青少年时期，之后多年再也没有滑过，不必担心，你的大脑会记得那些时刻。多亏了基底核，两天后，你会信心满满地站上滑板。

前不久，一个熟人告诉我，他14岁的女儿是一个相当了不起的运动员。无论是田径还是网球，她总是名列前茅。她最喜欢的运动是排球，完美的发球让她成为团队的核心人物，然而出现了一个难题：她被要求写一篇关于她的发球技术的文章，她却无法用语言表达出来。我的朋友大吃一惊，开始忧心他女儿的学术能力。

这一点大可不必担心，身体行动能力和语言表述能力之间的差异微乎其微。因为运动过程记忆储存在基底核中，与我们有意识的记忆能力无关。我们要感谢运动记忆，因为它，我们不必每次开车时都从头学起。我们可以不假思索地踩下油门，打信号灯，在路上行驶。骑自行车也是如此，小时候学会了就会终生受用，完全不必考虑下一步的动作。

试着描述一下，在湿滑的道路上转弯时，滑板后轮突然向左打滑，你如何才能避免摔倒？虽然几乎所有人都经历过这个场景，但只有极少数人能够讲清楚他们在这种情况下的运动过程。多亏我们的基底核早已储存了运动程序，防止我们不被甩出去。我们不自觉地完成了正确动作：向左短暂转向，然后继续按原方向滑行，以此来保持平衡。

在学习乐器或运动时，也需要用到运动记忆。例如，任何一个在成年后才开始打网球的人都知道，形成正反手技术动作的肌肉记忆是多么不易，无须有意识去思考技术动作绝非一日之功。

基底核对运动功能的重要性在帕金森病中得到了证明。许多人仍然记得伟大的拳击手穆罕默德·阿里(Muhammad Ali)在1996年亚特兰大奥运会上点燃奥运圣火的时刻。你也可以在Youtube上观看这一感动人心的时刻，折服于这位伟大人物的勇气。曾经那个步态灵活、表情丰富的拳手阿里不见了，取而代之的是僵硬的体态。面部僵硬的状态被称为表情缺失症。在静止状态下，他的左臂剧烈地颤抖着，但是当他双手举起奥运火炬时，颤抖症状就消失了。这是典型的帕金森震颤：当手进行有目的的运动时，颤抖症状就会消失。

帕金森病的发病率较高，在德国约有0.5%的人患有帕金森病。原因是多巴胺分泌不足，而多巴胺是基底核在各项功能中必需的一种神经递质。多巴胺不仅制造幸福感，还作为递质，在大脑的奖励系统中发挥着重要作用。后文将对此进行进一步的阐述。

第三章

大脑边缘系统：
幸福与动力的发源地

1. 内心深处的原始元素之力

作为一名神经科医生，我时常会有一种在追溯人类发展历程的感觉。举例来说，我曾在医院癫痫中心为一位年轻患者做过24小时动态脑电图检查。当时那位年轻女性患者头戴脑电图帽，帽上附有电极，用于记录脑电波。我们将她睡眠期间大脑表面的电活动记录下来，并启用红外摄像机拍摄，记录她的行为。夜班护士曾报告，她观察到患者出现异常情况，可能是癫痫发作。

这位患者是一名22岁的法律系学生，在一节课上接连晕倒了2次，确切情况不明。经推测，一种可能性为循环供血不足，这种情况多发于身处密闭空间或者高压情境下的年轻人；另一种可能性则是癫痫发作。患者的男友也是一名法律系学生，他向我们描述了患者夜间失神发作和发出怪声的场景。为了排除癫痫的可能性，患者亨丽埃特来到我们的癫痫科做进一步检查。

在5528号位置，夜间录像同步运行，亨丽埃特沉沉入睡。除了视频，我们还可以看到脑电图的实时记录。在患者沉睡期间，其大脑左半球上方出现癫痫样放电，波幅看起来就像是画上去的尖棘或跑鞋的钉子，这就是为什么这些脑电波图像也被称为棘波——陡直的电位变化是癫痫性脑病的典型表现。

大脑皮层神经细胞通过微弱的生物电不间断地进行信息交换，这种交换运动可以通过仪器以曲线图形式呈现。800亿个神经细胞构成一个大型网络，其中每一个神经细胞都是独立的个体。脑神经网络持续活跃，不分昼夜，根据各种需求进行电信号传导，从而使我们完成思考、感知、做梦、呼吸和运动等一系列活动。

如果大脑神经网络某处发生中断，例如长了一个小肿瘤，或者发生严重事故引起脑出血后出现软化灶，就会引发电信号传导紊乱，导致神经细胞之间通路不畅。在这些干扰因素的刺激下，神经细胞群同步放电，就像军事突击队队员同步举枪射击一样。

同步放电可能集中在一个部位，并根据所在部位的功能引起特定症状；也可能波及整个大脑，那就不单单是防御部队举起枪，而是全民反击，其结果为全面性癫痫发作，患者伴有意识丧失、跌倒和四肢抽搐。

亨丽埃特依然睡得很沉，她呼吸深且平稳，放电现象也主要发生在左半脑，但尚未观察到可见的身体异常行为。随后，她的嘴唇开始跳动，吧唧作响，仿佛在津津有味地吮吸美味的果汁。突然，她发出一声响亮的鼾声，和野猪在林子里刨土的声音一样，听上去狂野而惬意。她的手动来动去，在床单上到处摸索、抓弄，带有明显的性色彩。这时，护士走进摄像区域："亨丽埃特，你能听见我说话吗？"但她的鼾声和手部动作愈发频繁，陡直的癫痫样放电在整个大脑中蔓延。"病人无反应，意识模糊。"主治医生说。护士通过输液管给亨丽埃特注射了镇定药物后，她才缩起身子平静地睡去。

摄像机完整记录了一次癫痫发作，然而此次异常放电并未涉及全脑区域，仅限于大脑的颞叶部分。事后证实，亨丽埃特的癫痫病因是颞叶的一个小肿瘤。在这种情况下，癫痫可以通过神经外科肿瘤切除术治愈。但是，患者病发时的鼾声、吧唧声和性色彩手势是大脑哪个区域活动造成的呢？

边缘系统位于颞叶，从进化角度看，它是大脑最原始、最古老的部分，负责记忆、情绪、食物摄入和繁衍等基本功能。如果你是个"猫奴"（爱猫人），那么你一定知道猫有着取悦自己、享受生活的特质。实际上，边缘系统是猫脑中最发达的区域之一，正是这种大脑构造使得它们终日沉浸于吃喝、睡眠和性交。如果边缘系统主导了我们的思想和感知，我们也会过上这样的"享乐"生活。但不幸的是，应该说庆幸的是，人类大脑已进化出更高层次的中枢，例如额叶，它能控制边缘系统，调节未受控制的本能冲动，引导个体行为符合社会准则。每当边缘系统向我们发出暴饮暴食或者另觅性伴侣的信号时，额叶就会发出抑制信号："住手，管不住自己的冲动，你会惹上麻烦的。"

亨丽埃特癫痫发作时的剧烈表现生动地反映了人类发展的历史阶段，即早期阶段的生命尚无法控制本能冲动。

边缘系统由一系列承担特定功能的部分组成，分别为海马体、穹窿、乳头体、扣带回和杏仁核。这些名称相当具有专业性，不从事神经学或精神病学研究的人不需要记住。但这些隐藏在大脑深处的结构值得进一步了解，因为边缘系统参与的肉体之爱、渴望、情绪和本能，都与幸福感息息相关。

现在，让我们回到探索大脑的电梯，再下一层，冲向本能和爱情的深处。

2. 海马体：欢愉时刻的记忆

当我们走出电梯时，面对的就是海马体，它形似海马，主要功能是存储短期记忆和将短期记忆转换为长期记忆。我们日常生活的短期记忆首先储存在海马体，即储存在边缘系统中。海马体类似于计算机的缓存系统，短期记忆能否被转存到长期记忆中，取决于我们大脑中一个巧妙的机关——帕佩兹回路。

美国解剖学家詹姆斯·帕佩兹 (James W. Papez) 出生于19世纪末，其父母是捷克移民。他在明尼苏达大学学习医学，后居住在亚特兰大，成为一名神经解剖学教授，并著有一本神经解剖学教科书。他于1937年发表了一篇著名文章，提出了开创性观点，即边缘系统的环形通路负责情绪的产生和记忆的巩固。

帕佩兹发现，感官印象一方面直接被传入大脑的意识层面，同时也到达边缘系统的潜意识和情绪区域。他推测，这个系统的目的是对接收到的感官印象进行情绪层面的存储，但这种推测并不完全正确：已经证明，帕佩兹回路的首要任务是储存实时记忆，或者换句话说，将短期记忆转存到长期记忆。

具体如何实现呢？帕佩兹回路由一连串神经元组成，连接边缘系统各部分。环路起始于海马体，并延伸到乳头体，传导路径逐渐清晰。如本节标题所言，海马体作为中转站，储存我们希望记住的时刻。而这一过程就像旋转木马一样——刺激信号通过"扣带回"这个环形通路再次回到海马体。

帕佩兹回路还受到大脑皮层的控制，大脑皮层中存有过往经历和记忆内容，人类需要时可随时检索它们。基于这种控制关系，我们看到的和经历的一切都会与已经存在的记忆内容相互比对。举一个常见的例子，我们即使闭着眼也能从停车场走回家里，原因就在于我们不断地将刚刚看到的事物与记忆进行比对："这里是烟草店，店门口有一个香烟自助售货机，上面新添了一幅涂鸦，昨天还没有的。奇怪，麦耶一家应该还在度假，家里的灯却亮着，他的表亲之前想来住几天，可能是这个原因。我的钥匙在右裤兜里，昨天开门时钥匙卡住了，我本来要跟物业管理员说的，而且灯也不亮了。"

诸如此类，我们会将接收到的一切信息与脑中储存的记忆和知识进行比对。这也解释了为何记忆丧失时，个人行动能力也会极其受限，例如严重的失智症患者会有行动不协调症状。

帕佩兹回路上任何一处受损都会导致短期记忆障碍，这一病症被称作失忆症。一个典型的例子就是脑震荡，头部撞击、交通事故、打架斗殴都可能造成脑震荡。如果达到一定的撞击力度，事故发生时和临近事发前的记忆就会被抹去，就像大脑按下了删除键。这种情况被称为逆行性失忆症，是许多事故或暴力受害者无法描述事发经过的原因。

失忆症的持续时间取决于撞击的剧烈程度，可能是几秒钟或更长时间。此外，还可能引发顺行性失忆，即新记忆会在几分钟内被抹去。通常情况下，患者也不会记得自己已经遗忘了新的事件，所以很少发觉自己的失忆症状。简而言之，患者并不认为自己哪里出现了问题，也不觉得正常生活受到了影响。目前，这种脑外伤的常见并发症的成因尚不清楚。有推测称是帕佩兹回路出现了暂时性的神经突触肿胀和牵拉，但惯用的影像学技术尚无法观测到这一现象。

3. 大脑停摆：短暂失智

大脑有时也会出现短暂性全面遗忘症，这是一种病因及发病机制不明、无先兆、患者头部未受撞击却突然出现记忆完全丧失的症状。这种"记忆空洞"持续时长不等，可能几小时或者数天，可以算是失智症的预演，但只是暂时性发作。这种令人忧心的短暂性遗忘是可逆的，也就是说，病人发作过后便会完全恢复记忆能力，不会产生任何后遗症。但是，大脑短暂的停摆仍然具有危险性：突然间，从某刻开始，我们丧失记忆能力，就像店铺突然关闭一样，不再接受任何订单，一切停滞。我们不再接收新的视觉、听觉信息，不再有任何记忆。

我想起一位患者，他是一个农场主，往年芦笋季时他总是开着拖拉机和拖车到市场卖芦笋。现在的问题是，直到芦笋季结束他都想不起来到市场卖芦笋。

这种病症令患者感到痛苦、不安，他们就如同经历了梦游一般，常常讶异于刚才发生了什么，不知道自己是如何落到这样糟糕的境地的。虽然目前病因尚未查明，但毋庸置疑的是，海马体两侧出现异常，可能是血液循环障碍导致的。

4. 大脑罗盘

除了储存短期记忆，海马体在空间定位方面也发挥着重要作用。它在我们的大脑中绘制了一张"定位地图"，即使我们睡眼惺忪，也总能找到家里的卫生间；去附近的超市或者药店也不必每次都查看地图。通过这种方式，我们用无意识储存的内部地图，可以使我们不假思索地到达已知的目的地。

阿尔茨海默病患者的颞叶会出现萎缩，尤其是海马体的神经细胞层会受损。因此，短期记忆障碍和方向感障碍是失智症患者的主要症状。患者必须采取预防措施，避免其身边的人走失。

5. 乳头体：记忆的分流箱

接收到的新信息会被传导到大脑意识层面，同时也传入帕佩兹回路，储存为记忆，大脑是怎么做到的？换句话说，新的信息和感官印象如何传导到大脑的不同部位？脑左右半球各有一个分流箱，即"乳头体"。乳头体是两个半脑之间的一对隆起，其功能类似中继卫星：不改变信号，也不储存任何信息，只确保信息分流顺畅，并迅速到达大脑指定区域。

基于其功能，乳头体有特别灵敏的细胞群，需要大量的维生素 B_1 加以维持。维生素 B_1 又称硫胺，对神经细胞功能的发挥至关重要，但无法由人体自身合成。许多酗酒者往往只用酒精饮料来满足卡路里需求，长期饮食不规律，从而导致维生素 B_1 严重摄入不足，人至暮年时身体状况也会更加糟糕。

肉类、水果和蔬菜含有硫胺。在硫胺缺乏的情况下，乳头体细胞尤其是内侧核细胞会凋亡，导致帕佩兹回路失灵，引发短期记忆丧失。这种疾病被称为科萨科夫综合征，由俄罗斯神经学家谢尔盖·科萨科夫 (Sergej Korsakow) 首次发现，他还将"偏执狂"(迫害性妄想)一词引入精神病学，并主张对精神病患者进行人性化治疗[1]。

科萨科夫综合征表现为不可逆转的记忆丧失：患者既不能形成新的记忆，也不能回想起过往的经历。他们只能疯狂地虚构故事，以填补严重的记忆空白，典型表现是一连串的空话和臆想（请不要将其与一些政治家的公众讲话相混淆）。

另一种与酒精中毒有关的疾病，是以德国脑科学家卡尔·韦尼克（Carl Wernicke）的名字命名的韦尼克脑病，病因同样是缺乏硫胺。患者长期酗酒，神经系统病症明显：视觉上出现重影，患有痉挛或站立行走障碍。其原因是乳头体和更深层的脑干出现点状出血。由于这两种疾病大多同时出现，因此常被称为韦尼克–科萨科夫综合征，可以通过注射硫胺治疗。

非酒精中毒者也可能患上韦尼克–科萨科夫综合征。例如，患有神经性贪食症等饮食障碍的人在长期严格饮食和餐后呕吐后会严重缺乏维生素，肾脏或胃肠有恶性病变的患者也会出现同样的症状。缺失的B族维生素最好通过输液来补充，以使症状好转。

6. 杏仁核：喜忧相伴

很多公众场所门口都设有门卫或保安，以将不速之客拦在门外，比如醉汉、衣着不当或意图挑事的人。我们的大脑中也有这样一位"保安"，确切地说，它有个动听的名字——杏仁核，也被称为恐惧中枢。杏仁核与乳头体一样，成对存在，一个在右半球，一个在左半球。杏仁核的神经元不间断地依据感知来评估我们身处的环境是否有潜在风险。灌木丛中传来沙沙声，是只动物，它有危险性吗？是一只狂躁的狐狸还是一只正在抓虫子的乌鸦？生活在草原或丛林的人类祖先必须瞬间做出尽可能准确的判断。一方面，他们不能一听到异常声音就逃离，这样将无法生存下去；另一方面，面对野生动物、毒蛇或异族敌人，他们又不得不保持警惕。

我们很少在灌木丛中行走，大多数时候我们面对的都是地下车库、地下通道或夜幕下的公园等具有潜在危险的城市环境。我们大脑中的"私人保镖"也要在瞬间做出判定：那个留着胡子的人危险吗？有攻击性吗？或者只是个醉汉？我是否需要逃离这里，还是不予理会就可以？与原始人类一样，在极端情况下对环境的正确判断可能会挽救我们的生命。

杏仁核不仅是我们的恐惧中枢，也是反感和厌恶的发源地，比如当我们闻到腐肉或粪便气味时会产生恶心感；但是杏仁核也同样参与了我们幸福感的产生。当我们走进一间温馨的房间或遇到一个有好感的人时，杏仁核会发出信号："请享受这份美好吧！"此外，杏仁核还参与了性冲动的产生，在性欲感知方面起到重要作用。澳大利亚的一个研究团队发现，因癫痫手术而切除了一个杏仁核的病人的性欲，比做过类似手术但保留了两个杏仁核的病人要低。[2] 美国科学家萨鲁 (Y. Salu) 补充指出，杏仁核在性伴侣的选择上也起着决定性的作用，即影响着我们对异性吸引力强弱的评价。[3]

那么，当杏仁核功能不正常时，人应该就不会再有任何恐惧感或厌恶感。现实果真如此吗？在某种程度上是的。有一种非常罕见的遗传性疾病乌－维氏 (Urbach-Wiethe) 综合征[4]，表现为杏仁核出现钙化，功能失灵。患有这种疾病的人不会感到恐惧，也无法判别人的情绪。当他们面对人物照片时，无法判断人物看起来是悲伤、快乐还是愤怒。

杏仁核有时也会反应过度，在不必要时发出强烈警报，例如恐惧症和焦虑性神经症。如果你用谷歌搜索"恐惧症"，就会惊讶于如此繁多的恐惧症类型。比如某网站提供的搜索结果，仅以字母A开头的恐惧症就有不下79种：

● 洗澡恐惧症——害怕清洗／洗澡。

● 螨虫恐惧症——害怕昆虫叮咬，带刺昆虫，或被螨虫、蜱虫感染；害怕微小生物。

● 黑暗恐惧症——惧怕黑暗。

● 恐酸症——害怕酸味。

● 音响恐惧症——害怕噪声和声响。

⦿恐高症——惧怕高处。

⦿猫恐惧症——害怕猫。

…………

在大多数情况下，生活中的过度恐惧可以归咎于杏仁核的过度反应。格赖夫斯瓦尔德大学神经心理学家阿方斯·哈姆（Alfons Hamm）领导的研究小组利用磁共振成像技术发现，患有蜘蛛恐惧症的人看到蜘蛛照片时，杏仁核会被迅速激活，并持续发出警告："注意，注意，有生命危险，灯光下有一只蜘蛛，正在房间角落爬动。"与不喜欢蜘蛛但不至于陷入恐慌的人相比，蜘蛛恐惧症患者的杏仁核活跃度高出数倍。我将在功能性磁共振成像的章节中详尽论述这点。

7. 扣带回：兴趣和动力的中枢

有人购物喜欢速战速决，进店转一圈，试穿一两件，然后选定商品并结账；有的人则需要更长时间，他们犹豫不决，试来试去，徘徊于各家店之间，无法做出决定。决策行为发生在大脑的哪个部位？主要发生在扣带回，即"带状脑回"。之前已经介绍过，扣带回是帕佩兹回路的一部分，参与记忆储存，也参与情绪的产生。扣带回就像一根带子，将大脑边缘系统的内部连接起来。实际上，扣带回在决策过程中起到主要作用。我是去看电影还是和新认识的人一起吃饭？为了做出决定，人们要提前设想各种可能发生的情景：如果去看电影，可能会碰到烂片，或者因为是星期五，电影院可能会嘈杂拥挤；而如果去吃饭，我完全不知道这个新认识的人要找我干什么，可能会出现尴尬的局面。心理学家把这种心理预设或对未来情景的期待称为预期。一位跑者努力训练，期待有一天能跑完马拉松；有人连续几周不吃巧克力、薯条和牛排，因为他想以优秀的身材参加即将到来的同学聚会。放弃对奖励的期待、盼望某件事的到来、努力做成一件事，所有这些都是前扣带回的任务和功能[5]。

前扣带回受损会导致人缺乏动力、兴致索然，例如中风病人会对外界反应极其冷漠，变得沉默寡言、行为懒散。通过手术切除前扣带回，猴子变得更加温顺，但同时也对其群体中的其他成员失去了兴趣。

前扣带回的功能紊乱也是双相情感障碍的诱因之一。双相情感障碍是一种精神疾病，以前也被称为躁狂—抑郁型精神病。这些病人的磁共振图像显示，前扣带回区域发生了异变，从而导致无法自主控制极端情绪的波动——时而狂喜，时而绝望。在躁狂期，病人会改造厨房、去贷款、口若悬河、做出引人注目的行为；到了抑郁期，则万

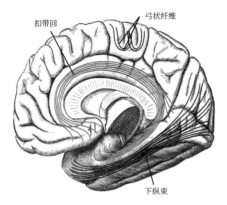

图3-1

扣带回（束状回），可以清楚看到这个"旋转木马"是如何来回传递信息的。

念俱灰，终日躺在床上，就算送货员送来了之前订的新厨具，也不会起来开门[6]。

在医师培训期间，我在一家精神病医院担任助理医生，双相情感障碍患者在躁狂期和抑郁期的情绪反差给我留下了深刻印象。尽管任何人患病都是不幸的，但那时发生了一个小插曲，如今我回想起来仍旧忍俊不禁。医院收治了一位40岁左右的男性患者，是一家公司的门窗配件巡回销售员，他的行为长期在抑郁和躁狂之间波动，需要使用情绪稳定剂——锂。他的治疗进展顺利。然而，有一天，在他的房间和医院公共区域都没有看到他。由于存在潜在的自杀风险，病人未通知住院医生便擅自离开医院可能造成严重后果，于是我们报了警，描述了病人的外形特征并请求帮助。那天晚上，轮到我值班。晚上11点时我接到门卫电话："门口有一个我们的病人和两个警察。"我忐忑不安地下了楼，发现果然是他，两名警察把他带了回来。他瞪大眼睛兴奋地看着我，说起话来滔滔不绝。其中一名警察告诉我，他们在曼海姆火车站找到了他，他当时正向一个来自埃及的旅游团兜售200个门配件。"想象一下，200个全套门配件，潮流的弧线和合叶设计，今晚我全卖出去了，是不是棒极了？"他是如此热情洋溢，就连我都想从他那里买几个门配件。但是不要忘记，这样的高涨情绪过后，通常产生的是跌到谷底的绝望。

8. 闻香识人：嗅觉

读过帕特里克·聚斯金德 (Patrick Süskind) 的《香水》(*Das Parfüm*) 的人都知道，气味能够唤醒我们心中的"野兽"。在日常生活中我们受控于理性和规则，但是每个人身上都有兽性的一面，它如同一头猪，当你要抓住它时，它就呼噜着跑走了。

一次门诊经历让我印证了嗅觉对于爱情的重要性。当时，我接待了一位年近七旬的患者和他的妻子。患者半年前轻度中风，来做常规复查，血压和各项实验室检查数值都很稳定。他强调说中风给他敲响了警钟，他现在的生活非常健康。

"我得感谢我的妻子。"他深情款款地看着他的妻子说，妻子羞涩地笑了。"我跟您说，"他继续讲下去，"我的第一次婚姻简直是场灾难，我们每天只有争吵、谩骂。您知道为什么吗？我们忍受不了彼此的味道！每次我靠近她时，都觉得非常不舒服。"而现在他的生活非常和睦："我非常喜欢闻她的气味。我常常挨在她身边，她的香气让我着迷。"

人类本质上是一种视觉动物，主要依托于视觉定位，再辅之以听觉。然而，许多脊椎动物并非如此，对它们来说，外界环境是通过气味和嗅觉标定的。比如人类最忠实的朋友——狗，它会到处尿尿，也会闻房子的每个角落和每层楼梯。狗可以通过留下的气味痕迹辨别同类的性别、个头、身体状况。

嗅球是大脑进化历程中最为古老的部分之一，通过触觉、视觉、听觉等其他感官输入的信息暂时储存在丘脑，丘脑控制需要的信息最终进入意识层面；而嗅觉信息则不经过任何处理就进入边缘系统，在那里触发情绪并唤醒记忆。

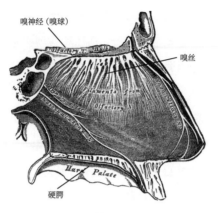

嗅神经（嗅球）

嗅丝

硬腭

图3-2

嗅神经（嗅球）与边缘系统和情绪反应直接相连。

　　这种1∶1的传输是通过位于鼻腔顶壁的嗅神经，即嗅
球进行的。嗅球实际上并非神经，而是脑神经末端的膨大
部分。小小的鼻黏膜表面有超过2000万个嗅觉细胞，这
些嗅觉细胞高度分工，每个细胞都负责特定的嗅觉受体。
对于鱼、薰衣草、皮革、玫瑰或焦油等各种气味，都有特
定的嗅觉受体细胞，类型有400多种。悬浮在空气中的分
子和微粒接触鼻黏膜，刺激了某种类型的神经细胞，从而
激发某种特定的嗅觉模式。人类能够嗅到浓度极低的物
质，气味物质的嗅觉阈值是108个分子[7]。另外，必须考
虑到人对气味的习惯与适应，即嗅觉适应：如果嗅神经较

长时间接触同一种气味，鼻子就会对这种特定嗅觉不敏感。你闻不到自己身上的异味，屠夫也闻不到屠宰场的特殊气味。许多亚洲人觉得，欧洲人身上散发出一种难闻的黄油和奶酪的味道，但欧洲人自己却一点也闻不到，而且我也认识不少觉得蒜根本没有气味的人。

通过气味定位对于人类祖先和野生动物非常重要。当然，如今的人类已经不依赖于气味生活，但是气味在识别熟悉的人的过程中仍起到关键作用，比如新生儿通过气味识别母亲的乳房，并区别于其他乳房[8]。还有一种典型的家庭气味，它与免疫系统相关。有时，即使是经过专门训练的警犬，也无法通过嗅觉区分双胞胎。

反过来，母亲也通过气味识别孩子。仅凭气味，母亲就能从数百件相同的T恤里挑出自己孩子被汗浸透的那件。家庭气味在选择伴侣方面也起着重要作用："气味相投"的人更合得来。因此，嗅觉在伴侣关系中起着至关重要的作用[9]。

为什么气味对我们的情绪如此重要？原因是嗅神经与边缘系统、杏仁核和下丘脑直接相连，也与自主神经系统有联系，由此构建的通路负责唤起我们的情绪和记忆。

气味还会勾起记忆，马塞尔·普鲁斯特 (Marcel Proust) 在其小说《追忆似水年华》(Auf der Suche nach der verlorenen Zeit) 中对此有

一番精彩的描述，法国玛德莱娜小蛋糕的味道唤起了主人公饱含情感的童年记忆。

气味能够唤起我们的情感记忆，而性欲与情感密切相关。情感反应受到边缘系统控制，嗅觉在其中起着决定性作用。我们都会分泌吸引异性的物质，即信息素，它决定了我们的性行为以及好恶感。信息素由汗腺分泌，其集中在腋下和阴部，也存在于精液和阴道分泌物中。男性分泌的信息素为雄性激素，女性为雌性激素。这些物质像云一样围绕着我们，但仅停留在潜意识层面。它们起初没有气味，只有在皮肤细菌的作用下才会形成特殊气味。男性分泌的信息素浓度高于女性，而女性对此更加敏感[10]。比利时性学家约翰·维尔海格 (Johan Verhaeghe) 提供了一组研究数据，将沾有稀释过的男性腋下汗液的棉球置于女性鼻子下方，进行对比心理测试。大多数女性受试者嗅过棉球后，其情绪和注意力都有所提升[11]。当然，这不是鼓励男人们不洗澡。

第四章

间脑和脑干:
心脏、肾脏中枢

如我们所见，两侧大脑半球能够完成各种高级认知活动：弹钢琴、组装宜家的架子、做数独游戏等。但也必须有人做简单的日常工作，就像我的妻子想鼓励我洗碗、修剪草坪或者倒垃圾时所说的那样。在这一点上她完全正确！如果简单的家务劳动没有完成，那么整个家庭就会乱套，大脑也是如此。

那么，究竟是什么在维持大脑的日常运转，让我们不会忘记呼吸、保持心脏有节律地跳动、将血液按需分配到各个器官系统、使消化系统正常运转，从而保证身体各部分的营养供应？简而言之：谁在维持我们的生存？

答案就是大脑的原始部位，在两栖动物或者林鸽身上也有类似结构。这些生命中枢位于间脑和连接脊髓、大脑的延髓中。间脑的主要组成部分为丘脑，丘脑是卵圆形的神经细胞核团，负责接收外界感官信息并筛选重要信息进入意识层。所有的信息输入，无论是温度感知、关节压力还是背景音效等，都会从感官经由神经系统传入丘脑。

T恤对皮肤的压力：不重要，根本察觉不到。暖气的轻微水流声：被大脑过滤掉了，压根不会记住。加油站、十字路口的人群、上班路上身边呼啸而过的汽车：不用记住，谁在乎它们呢？这些信息都被丘脑过滤掉了。

这是一件好事，如果我们允许所有感官信息进入意识层面，我们将无法清晰地思考，也无法集中精力做任何事情，我们将被无情地淹没于海量的信息刺激中。这意味着：现代城市生活给我们的信息刺激越多，丘脑把守意识之门的功能就越重要。

1. 丘脑：意识之门

丘脑把守着意识之门，过滤、筛选出重要的感官刺激进入意识。那么问题来了，谁来判定哪些信息重要、哪些信息不重要呢？答案就是注意。

我想通过一个思维实验展现注意产生的影响以及丘脑在意识之中留下的痕迹：现在请你舒服地坐到沙发上阅读这本书，集中注意在你阅读的内容上，哪怕只是极短暂的时间。不停输入的其他感官刺激此时都被丘脑过滤掉，比如手指对书的触感、灯光的照射、衬衫的紧绷感、领口的轻压等。你的注意完全集中于书的内容。现在变换指令，请你把注意从书的内容转移到屁股对沙发的压力上，丘脑功能也会随之转换，你马上明显感知到屁股坐在沙发上。这就是丘脑的主要功能的体现：定位注意，过滤海量外界刺激。

感官神经细胞接收的所有细微信号通过其轴突传向

大脑，这部分轴突的长度与产生运动的传输神经一样，可达一米。随后，信号到达丘脑，对接丘脑神经细胞，接受处理和过滤。再之后，信号可能传导至大脑皮层，使人产生有意识的感知和记忆，也有可能传入边缘系统和奖励系统，产生愉悦感、幸福感。

2. 下丘脑：狭小空间内的生命中枢

下丘脑也是间脑的组成部分，位于丘脑下方。其英文"hypoth alamus"中的"hypo"是希腊语，意为"下"。你应该已经发现，神经学家喜欢用古老的语言对事物进行命名，比如拉丁语、希腊语等。如图4-1所示，下丘脑是丘脑的两个卵圆形结构之间的神经组织的尖端末梢。这个尖端负责的任务多种多样：皮肤发痒，而后你会抓挠。这是一个有意识的过程——你感觉到痒，然后把手移到相应部位抓挠。但如果你看了一场刺激的电影之后心跳加快，或者在一顿丰盛的晚餐之后胃部分泌更多胃酸，再或者在桑拿房里开始出汗……这些都不是有意识的过程，而是自主神经系统调控的结果。这些过程在无意识中进行，以确保身体机能一切正常，且无须我们干预。

下丘脑在这些有意识、无意识过程中起着支持作用。

它的中心任务是维持人体内环境稳定：调节体温、血压和血液成分，以及食物和液体的摄入。此外，这里还分泌激素以调节睡眠功能。这个小小的部位竟然调节、控制着这么多身体机能，难道不令人震惊吗？你的血压是否正常；你是一个习惯早起的人还是总伴着起床气；你在深夜是否仍然精神抖擞、充满干劲；你的性欲如何；你的抗压能力怎样……所有这些都取决于下丘脑。

3. 阴阳：压力、过度劳累及其他身体状态

"阴阳"概念起源于中国哲学，是一种对立原理。两极力量对立，互制互补，比如善与恶、冷与热、男性与女性。作为一个沿海居民，我首先想到的两极对立是涨潮和退潮：当海水退去时，海滩就会更加宽广；反过来，海水上涌，就会侵占海滩。

我饶有兴趣地发现，在神经系统的解剖结构中也存在阴阳学，表现为交感神经和副交感神经。当我还是一名医学生时，我难以设想这些神秘的神经网络的功能。直到我的一个同学说，这很简单，你只需要想象有一只猫。

这只猫吃了一只老鼠，饭后甜点还吃了几口猫粮。酒足饭饱后，它惬意地躺在阳光下，它的肠道忙碌起来、胃

酸分泌、瞳孔缩小、心率缓慢、皮肤温度降低，它平静而放松。这正是副交感神经系统发挥的功能：心率放缓、眼皮沉重、身心放松。

突然，邻居家的一条恶狗狂吠着跑过来，猫猛地一惊。瞬间，猫从休息模式切换到战斗模式：瞳孔变大，血压上升，心率呼吸加快，肠道消化中止。此时，肠道不再活动，身体的任务表上只有战斗、攻击和压力。

这里发挥作用的就是交感神经，与副交感神经相对。它始于间脑，存在于脊髓和周围神经中。当它被激活时，会分泌大量的应激激素，如去甲肾上腺素。

不幸的是，相对于让我们放松的副交感神经，交感神经在日常生活中活跃得多。高血压和许多与压力有关的流行病证实了这一点。过去切换到战斗模式是为了应对切实的危机（例如老虎入侵生活的洞穴），而如今战斗模式几乎是常态：闹钟响了，你必须抓紧时间；孩子牙疼了；通勤车晚点了；"你有八条新消息"；等等。我们身处喧嚣和压力之中，难怪现在许多人的下丘脑会出现一些植物性功能紊乱的症状。

4. 蓝斑核：压力状态下的应激反应

除了交感神经末梢之外，还有一个专门释放去甲肾上腺素的部位，位于间脑底部，被称为"蓝斑核"，这是一个只生产应激激素的工厂。这种构造让人称奇：我们的身体兼容放松模式和战斗模式，在战斗模式下，身体受到双重保障，一方面受到交感神经保护，另一方面蓝斑核也会独立释放去甲肾上腺素。双保险才更保险。

危机状况发生时，比如有人试图破门而入，去甲肾上腺素就会进入血液，大脑进入警戒模式。同时，交感神经系统被激活：瞳孔放大[1]，心率加速，消化功能关闭，战斗模式开启。

在压力和警报中，去甲肾上腺素直接作用，使动脉壁缩紧，从而导致血压上升。患有高血压的人往往放松不下来，因为他们的蓝斑核一直在超负荷工作，甚至在睡眠中也是如此。

高血压会大大增加心脏病、中风发病率，必须加以治疗。镇静剂（例如地西泮或氯羟安定）能够有针对性地弱化蓝斑核的活动和去甲肾上腺素的影响，从而减轻压力，抑制蓝斑核作用。此外，运动、放松练习或者伴着音乐舒舒服服地看书也能有效地减少去甲肾上腺素的产生。

---

[1] 原文为瞳孔缩小，有误。——译者注

5. 脑干：幸福制造工厂

　　我们继续乘电梯下行，缓缓到达底层：脑干。这里熙熙攘攘，像是到了酒店大堂。信号飞速传到丘脑和大脑皮层，告知我们"鞋里又进了一块石头"。随后，信号传出，到达腿部、手臂神经，你会脱下鞋子，取出石头。如此往复，从不间断。

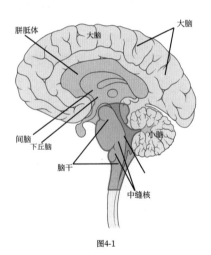

图4-1

　　脑干、大脑和脊髓的连接处，内有合成幸福荷尔蒙的重要中枢，下丘脑、释放血清素的中缝核、蓝斑核都位于此。

　　脑干中有一些核团，它们体积虽小，却对我们的内在平衡极为重要，它们被称为中缝核。中缝核释放血清素并使其分布到整个大脑。血清素是让我们感受到幸福的一种重要物质，它负责在神经细胞之间传递信号（也被称为神经递质），让人处于一种平和的心理状态，抑制恐惧、忧伤和焦虑。

换句话说，大脑让我们不会因为外界环境或小病小灾淹没在负面情绪中，为我们提供自产的忘忧药。太棒了，不是吗？后文会进一步对此说明。

6. 多巴胺：运动和兴致

血清素并不是产生幸福感的唯一神经递质。在脑干的上部，无须显微镜，肉眼可以看到两块线状的黑色物质，即"黑质"[1]。黑质在提升我们的运动和生活乐趣方面起到关键作用。为了了解大脑如何产生幸福感、不幸感，我们需要仔细观察位于脑干上部的这些深色细胞群，因为这里是多巴胺的唯一产地，而多巴胺又是脑细胞之间的另一种重要递质。黑质中的神经细胞通过轴突、树突与大脑其他部位联系，将多巴胺输送到整个大脑。在大脑中负责动作、情绪感知的部位，以及神经细胞之间的交流也通过神经递质多巴胺进行。当你看到人行道上有一个水坑时，大脑给腿下达命令"跳"，这样你的鞋就不会被弄湿。这种跳跃基于多巴胺传导的通路 (多巴胺系统)。多巴胺还使我们能够完成精细和有差异的手指运动，比如削胡萝卜皮、切胡萝卜、拧紧小螺丝等。

多巴胺不仅能提高身体的敏捷性，作为神经递质，它还有一个重要的功能：维持大脑的幸福系统和奖励系统的运转。多巴胺无疑是幸福的语言代称。脑干中的黑质细胞是幸福荷尔蒙多巴胺的生产地。帕金森病的病因是多巴胺分泌减少。

7. 解码幸福语言

阳光明媚，海水拍打着沙滩，你一边享用美食、美酒，一边愉快地交谈——这样的时刻值得细细品味。希腊哲学家伊壁鸠鲁将享受生活乐趣作为其世界观的核心，并称之为享乐主义。

伊壁鸠鲁不知道的是，享乐行为是依赖于多巴胺的。当我们在花园里看到第一朵花绽放，学步的孩子第一次扶着沙发站起来，或者同事为我们递上一杯咖啡时，我们会感受到愉悦，即使它们只是一些生活琐事。所有这些都是多巴胺的作用。多巴胺让我们保持活力，拥有好心情，多巴胺分泌不足的患者对此深有体会。如果"黑质"中的神经细胞停止高效运转，造成大脑中多巴胺分泌减少，慢性帕金森病的症状就会逐渐显现。患者不仅步态僵硬、行动迟缓，还会情绪低落、对事物的兴趣减弱。仿照伊壁鸠鲁的观点，我们把帕金森病的这些特定症状称为快感缺乏症[2]。

第五章

突触和递质

很多人并不知道，我们的大脑构建了一个令人难以置信的复杂传导系统，由无数的插座、插头、连接器、桥梁和线路组成。每个神经细胞末端与相邻细胞，甚至与远端细胞不间断联络。如果你正在饶有兴致地阅读这本书，那么你从中收获的新知识不仅被储存到大脑硬盘中，还促进了大脑的发展：细小的神经末梢萌芽，发出新的细小分支，与邻近的细胞接触，搭建起新的连接。通过这种方式，新事物也在更新大脑的神经细胞连接。

我曾用延时摄影拍摄人造神经细胞：树突不断移动，寻找新的连接点，就像小章鱼或变形虫之类的微小生物试图寻找傍身之处。那一刻，我懂得了人生所学所获在大脑中意味着什么：学习就是在大脑中不断搭建新的突触、连接和组合。

1. 突触：大脑的语言使者

无数个神经突起（你应该还记得，大脑中所有的树突连起来可绕地球一周）的末端呈烧瓶状膨大，由此与其他细胞联系，这个部位被称为突触。它由触发冲动的神经末梢（突触前部）、神经递质通过的间隙（突触间隙）和间隙另一侧的接收神经冲动的相邻细胞受体部位（突触后部）组成。

突触常见于神经细胞之间，但也存在于神经细胞和肌肉细胞之间，例如跳舞时大脑向腿部发出运动指令，肌肉立即收缩。神经细胞和腺体细胞之间也有突触，例如当我的心仪对象走进房间时，大脑会发出信号：注意，意中人进来了。随即，我腋下的汗腺被激活，手心出汗，衬衫被浸湿，整个人都感到不自在。

在神经递质的帮助下，冲动通过突触的传导以化学方式进行：兴奋的神经细胞向突触发出电信号，使得储存在突触囊泡中的化学物质，即神经递质，被释放到突触间隙中，进而触发相邻的神经细胞产生电信号，完成了一个传输链。这是一种多米诺骨牌效应，类似于计算机的连接电路。在信号传输后，神经递质分子迅速从突触裂隙中被移除，以便新的信号进入。这是一个极其精密复杂的信号传输系统，然而许多毒素和药物可以对它产生影响。

大脑中活跃着多种神经递质，其中许多关系着我们的幸福感。然而幸福感舞台上首屈一指的大明星，就是我们所熟悉的幸福荷尔蒙——血清素和多巴胺。

2. 幸福荷尔蒙之星：多巴胺

通过观察多巴胺分泌不足时出现的生理、心理症状，我们清楚地发现：多巴胺能加速思维过程，提升人的行动力和兴致，与广义的生活乐趣相关。简而言之：这种珍贵的物质对我们的幸福感至关重要。

多巴胺缺乏症的早期症状是睡眠和嗅觉障碍[1]。帕金森病患者会在出现典型症状的数年前就早早失去嗅觉，同时变得抑郁和无精打采。这种状况往往难以被人察觉。他们仍然能够做手工活、运动或准确无误地写出长篇幅的信件，但是他们睡眠质量变差，闻不到弥漫于整个屋子的咖啡香，并且变得郁郁寡欢，怎么也快乐不起来。

海因茨先生是一位55岁的汽车工程师，因不明原因的手臂发麻入院治疗。他已丧失嗅觉、味觉多年。某天下班后，他坐在客厅的沙发上看报纸。当时厨房里的锅已经煮沸了，锅里的东西烧干、发焦，然而他完全没有意识到，因为他压根就没有闻到糊味。他说，最糟糕的是，他再也尝不出星期日烤肉[1]或新鲜出炉的面包的好味道。

嗅觉和味觉是密切相关的。美食、美酒的香味并不是被品尝出来的，而是超微细的薄雾状分子从口腔到达鼻腔，再由嗅神经传导到大脑的结果。在嗅神经及其传导通路区域，多巴胺是占主导地位的神经递质，负责信号的传

---

[1] 星期日烤肉，一道英国传统食物，因只在星期日食用而得名。——译者注

输。因此，产生嗅觉和味觉障碍的常见原因是多巴胺的缺乏，而且嗅觉和味觉障碍的出现一般是帕金森病的最初症状。

海因茨补充道，他睡眠质量差，常感到沮丧，毫无动力。一年前，他还能和妻子参加每周一次的高级舞蹈课，但现在根本不可能了，他既没有动力也没有欲望，这是多巴胺缺乏的另一种表现。此外，海因茨还抱怨他的精细运动能力减弱，特别是左手。帕金森病导致的四肢僵硬在初期往往是不对称的。海因茨左手的灵活性受限，例如他很难用左手系上一个纽扣。

我们初步推测海因茨体内多巴胺不足，在此基础上我们给他做了左旋多巴试验。左旋多巴是一种人工生产的药物，是多巴胺的前体物质，以片剂形式被病人服用，随后进入大脑中转化为真正的多巴胺。海因茨服用一片左旋多巴后，症状迅速得到了改善。如同被施了魔法一样，他身体两侧活动能力恢复同等水平，情绪也马上转好。

最常见的帕金森病被称为特发性帕金森病[2]。在医学用语中，"特发性"意为一种无外部原因的独立疾病状态。例如，如果你的银行账户在你不明原因的情况下逐渐被清空，这就是特发性缺钱；如果你刚刚开着新车在马略卡岛度过了一个愉快的假期，回来发现银行账户空空如也，这就叫作症状性缺钱。同理，帕金森病也有症状性形式。例如，使用抗精神病药物，如治疗精神分裂症的药物，可能会引发帕金森病症状。这些药物虽然削弱了多巴胺的作用，使病人变得更加平静，并消除了幻觉出现的可能性，但最终会导致多巴胺缺乏，触发相应的帕金森病症状。此外，大脑供血不足的患者在长期不治疗高血压的情况下，也可能会出现类似帕金森病的症状。帕金森病的症状也可以由一些毒素引起，例如在通风不畅的室内使用火炉而引起一氧化碳中毒。此外，长期接触某些溶剂也会增加患帕金森病的风险。

3. 令人镇静的血清素

你此刻的情绪怎样？心情好吗？你充满干劲，还是心情压抑，面对堆积如山的工作时只想躺在床上？不难发现，周围有些人总是心情愉快、平和开朗，但也有人无缘无故地情绪低落，爱发脾气。

神经递质血清素掌管我们的情绪，在调节心理状态方面起决定性的作用。血清素分子结构简单，存在于几乎所有生物体中。即使是最小的单细胞生物，比如草履虫或变形虫，也会分泌血清素用于信号传导。许多果实中含有较多的血清素，例如核桃、香蕉、菠萝或猕猴桃，巧克力中也含有大量血清素。现在你可能认为只要每天吃足量的核桃、香蕉和巧克力，就能保持愉悦的心情，可惜事实并非如此：大脑是一个特殊的器官，许多药物和物质不易从血液进入脑组织内，原因是血管与大脑、脊髓组织之间存在一种屏障结构——血脑屏障。

血脑屏障的医学形态学基础是大脑毛细血管壁比身体其他部位的毛细血管壁多一层大脑自身细胞（星形胶质细胞）。血脑屏障阻止外来物质通过，就像机场安检一样，某些特定物质可以通过小门溜进去，除此之外的其他物质都无法通过。这种巧妙的设计可以保护大脑不受有害物质的影响，但同时也使针对大脑的药物治疗变得更加困难，因为治疗的前提是药物被送达大脑。脂溶性物质拥有通行绿卡，可以自由通过血脑屏障，例如麻醉剂、酒精和尼古丁。否则，这些所谓的兴奋剂不可能引起幸福的感觉。

可惜我们通过饮食摄入的血清素或在肠道内产生的血清素无法通过血脑屏障，大脑更倾向于在中缝核中合成血清素并将其扩散到整个大脑。这样有一大好处，那就是无论我们吃水果还是热狗，大脑中的血清素浓度都会始终保持稳定状态。

4. 通过饮食提升血清素含量

但是，只要人们略施小计就可以越过血脑屏障，通过食物促进大脑分泌血清素。血清素的前体——色氨酸，可以顺利通过血脑屏障，并在大脑中转化为血清素。色氨酸是一种氨基酸，存在于含蛋白质的食物中，大豆、腰果、可可粉、鸡蛋、红肉和白肉都含有大量色氨酸。已证实，摄入富含蛋白质的食物对大脑中的血清素浓度有直接影响。1999 年，美国国立卫生研究院[3]开展了一项研究，让6 名健康的志愿者在较长时间内食用色氨酸含量低的食物，并通过脑脊液测定其血清素水平。研究表明，伴随着色氨酸摄入量大幅减少，大脑中分泌的血清素含量也在减少。在心理测试中，血清素水平低的受试者明显比饮食正常的对照组更有攻击性[4]。

血清素的作用到底是什么？从科学角度上看，血清素能刺激大脑皮层中负责情绪调节的区域，并抑制冲动和攻击性行为。综上，血清素具有调节和平衡的功能。它的角色类似激烈的足球比赛中的裁判——确保比赛有序进行，杜绝情绪化比赛。血清素维持情绪稳定，抑制过度的情绪波动。

当我们感到恐惧时，理性层面上对恐惧的遏制功能会立即启动：你有任何理由害怕吗？你已经无数次去地窖拿过酒了，那里传出噼啪声的不是小偷，而是冰柜。在这个过程中，血清素起到了很大作用。遇到恼火的事情时，也是血清素阻止我们的火气爆发。"可恶，我还要跟那个愚蠢的乘务员说多少次？我已经把乘车卡延期而且付过钱了！"此时，血清素受体发出信号："消消气，他只是在做他的本职工作。"

血清素是一种奇妙的抗攻击性物质，因此具有强烈攻击性和暴力倾向的人往往血清素分泌极少，缺乏基于血清素的调节功能。因此，这类人更容易与人动手，这在科学上也得到了验证：美国瘾症和暴力问题专家约瑟夫·R.希贝尔（Joseph R. Hibbeln）检测了具有高度暴力倾向的男性脑脊液中的血清素含量，并将其与情绪稳定之人的对照组进行比较。结果显示，有暴力倾向的男性的血清素含量明显低于对照组[5]。

血清素含量低不仅使人具有攻击性，而且会使人情绪低落、抑郁，与多巴胺缺乏症类似[6]。大多数抗抑郁药物的药理即为提升大脑中血清素含量，如血清素再摄取抑制剂，这种药物就常被用作抗抑郁药。血清素被释放到突触间隙并将刺激信号传导至相邻细胞后，一般不会被大脑分解，而是回收再利用。就像我们不把废旧玻璃瓶扔进垃圾桶，而是送回空瓶回收机，血清素也是如此，完成工作后的血清素会被特定的酶收集，继而被运回"原产地"——突触前部神经末梢再次使用。血清素再摄取抑制剂可以阻止血清素的回收，从而使更多的血清素长期存在于突触间隙内，相邻细胞更容易受到刺激，缓解抑郁。

血清素太少会使人抑郁、易怒、烦躁。如果血清素过量呢？例如，服用过量的抗抑郁药，或者服用其他促使大脑中血清素水平上升的药物。这种情况被称为血清素综合征，临床表现为内心不安、焦虑、有幻觉、不自主的肌肉抽搐、心跳加快、出汗、发冷等[7]。

过量服用抗抑郁药可能危及生命。圣约翰草[1]是一种常被用于治疗抑郁症的药用植物，它并不像听上去那样无害，过量使用可能引发生命危险。它是一种血清素再摄取抑制剂，名称源于它通常在6月24日，即圣约翰日[2]前后开花。圣约翰草也常被称为上帝之血，因为花蕾中的金丝桃素会将手指染成红色，金丝桃素正是抑制大脑中血清素再摄取的物质。

癌症治疗中使用的强效止痛药芬太尼和曲马多也会使血清素含量过高。许多兴奋剂和成瘾性药物，如可卡因和

---

[1]　中文常见名为金丝桃。——译者注

[2]　圣约翰日，又称仲夏节，是夏至来临时的庆祝活动。——译者注

摇头丸，也会影响血清素的代谢。麦角酸二乙基酰胺（LSD）也会导致血清素综合征，但相对而言，LSD的致幻作用更加明显。毕竟，它是一种类血清素物质，占据了原本大脑中血清素的受体位置。

5. 圣安东尼之火：血清素受体的过激反应

LSD是阿尔伯特·霍夫曼（Albert Hofmann）于1943年在瑞士山德士制药公司实验室进行麦角碱衍生物实验时发现的，目的是测试麦角碱衍生物被研发为新药物的可能性。麦角由寄生在谷物上的麦角碱菌制成，有毒，会导致麦角中毒症，中毒表现为四肢动脉血管强烈收缩，导致血液循环障碍，甚至不得不截肢。它还会使内脏器官和大脑的血液循环紊乱并导致中风。麦角对大脑的直接损伤一般表现为思维混乱、亢奋和产生幻觉。在中世纪，人们认为谷物被麦角污染往往是造成大规模中毒的原因。这种疾病也被称为"圣安东尼之火"，因为圣安东尼是麦角病患者的守护神。文艺复兴时期的画家马蒂亚斯·格鲁内瓦尔德（Matthias Grünewald, 约1480—1528年）提供了艺术史证据，他在为伊森海姆安东尼修会救济院创作的祭坛装饰画中描绘了一个遭受圣安东尼之火病症折磨的人（《圣安东尼的诱惑》组图第三幅）。

人们推测，中世纪人们出现的集体歇斯底里多为麦角菌引起的群体精神病。这种推测具有合理性，因为受真菌感染的谷物在当地被加工，做出的面包也只被当地人食用，例如同一个村庄的居民。此外还有推测称，大规模流行的舞蹈病，即人们以极为怪异的方式扭动四肢、跳舞蹈动作，直至体力不支，起初也是由于集体麦角中毒[8,9]。那时助产士会使用一两颗（感染麦角菌的）黑谷穗加速产程，现代医学则利用麦角碱衍生物来止血、治疗偏头痛或防治低血压。

6. 迷幻剂LSD：医生阿尔伯特·霍夫曼的幻觉

回到化学家阿尔伯特·霍夫曼的故事：1943年，他在山德士实验室从事新的麦角碱衍生物研究，希望找到一种可以上市的新药。他合成了一个系列的麦角碱衍生物，名为LSD-25，这时他的身体出现不适，不得不中断研究工作。他在《LSD，我那惹是生非的孩子》[10]一书中写道："上周五，也就是1943年4月16日下午，我不得不中断实验室工作回家休息，因为我产生了一种奇怪的不安感和眩晕感。我躺在家里，有一种不适的恍惚感，并且产生大量幻觉……我感到一组不间断的奇幻图案在脑海中流过，它们有着奇异的形状和强烈的万花筒般的缤纷色彩。"霍夫曼断定，尽管采取了各种防护措施，但他还是摄入了一些实验物质LSD-25。他决定在助手在场的情况下进行一次可控的自我实验。

他对实验过程的描述如下："在骑自行车回家的路上药效发作……天旋地转，周围景物都扭曲变形，仿佛被一面面哈哈镜包围。我还感觉自己一直停留在原地，但后来我的助手告诉我，我们当时骑得飞快。当我回到家，头晕、无力感相当强烈。我站不住了，不得不躺在沙发上。周围的环境发生了可怕的变形，熟悉的物品、家具都变得形状怪异且危险，而且它们在不断运动，我的内心仿佛被不安攫取……一个恶魔侵入，占据了我的身体、意识和灵魂。"霍夫曼对这次自我实验的评价是：据他所知，没有任何物质能在如此低的剂量下对人产生如此深刻的心理影响，使感受发生巨大的变化。

尽管血脑屏障将大脑与其他器官阻隔开来，但大脑以外也有大量的血清素，特别是在肠道，血清素保证肠道括约肌的收缩和放松，从而使食物得以输送。它还使动脉壁处于均匀的张力之下，这对调节血压至关重要。然而，这些产生于肠道并存在于血液中的大量血清素无法进入大脑，它与周围环境的隔绝程度堪比汉萨城吕贝克的海员协会饭店[1]。但这或许也是好事，如果所有来自肠道和血液的血清素都涌入大脑，我们就会像阿尔伯特·霍夫曼博士的自身实验一样，为疯狂的色彩而高兴，或者因为恐怖的幻想而站不起来。那样的话，我们绝对无法正常生活。

7. 催产素——信赖与约束

想象一下这样的场景：你站在火车站台上，扩音器传来冷冰冰的电脑语音，告知列车将晚点20分钟到达，你感到恼火。脑海中闪过一串完整的连锁反应：错过了换乘，约会泡汤，在寒风凛冽的车站久等。多亏血清素的作用，当你平静下来并接受这种情况时，你看到一个男人拿着一摞《无家可归者报》[2]，向乘客依次兜售或请求为无家可归者捐款。一些人转过身看向别处，也有人掏出钱包，将一枚硬币递给那个男人。

是什么将旁观者与捐赠者区别开来？为什么有些人更乐于助人，更有同情心，更愿意相信他人？原因在于另一种重要的神经递质：催产素。它也被称为"社交荷尔蒙"

---

[1] 于1535年建立，位于处于德国北部的吕贝克市。吕贝克市距德国中心城市汉堡市约60公里，且路途荒凉。——编者注

[2] 由无家可归者编辑、发行的报纸。——译者注

或"亲密荷尔蒙"。

长期以来，催产素被看作一种纯粹的女性荷尔蒙，其主要功能是在分娩时引发子宫的收缩。每个产妇都听说过催产素静滴，一方面是为了催产，另一方面是为了促使产后松弛的子宫再次收缩。我们现在知道，催产素远远不止这一种功能，它在我们的社会行为中也发挥着重要的作用，是人与人之间亲密关系和共情反应的起源。当新生儿经过艰难的产程第一次被放到母亲怀里时，母体释放大量催产素，导致乳汁分泌并产生对新生儿的强烈爱意，搭建起亲密关系的终生桥梁。

这是人类进化史上的重要进程：同一种物质既修复子宫伤口，同时又作用于大脑，促使疲惫不堪的母亲爱护、照料那个无助哭喊着的皱巴巴的新生儿。催产素的分泌量不仅决定了母子之间亲密关系的程度，也决定了母亲的情绪。巴塞尔科学家玛塔·斯克仑兹（Marta Skrundz）测量了产妇的催产素水平，发现血液中催产素浓度低的妇女极易患上产后抑郁症[11]。

催产素产生于脑干，然后被输送到垂体储存起来，在需要的时候才得以释放，比如分娩时。不仅女性，男性体内也储存着催产素。男性体内既没有需要收缩的子宫，也没有泌乳的乳腺，他们体内为何会有催产素？以色列神经心理学家露丝·费尔德曼 (Ruth Feldman) 的研究表明，父亲在第一次将新生儿抱在怀里时也会释放催产素。她检测了80对夫妇在孩子出生之后不久和6个月之后血液中的催产素水平，发现在婴儿出生后的第一阶段，父亲的催产素水平大幅提升，与母亲相当[12]。这种现象是如何产生的？这归根于父亲看着婴儿的面庞，做鬼脸，模仿儿语与婴儿交流等行为。正如露丝·费尔德曼在另一项研究中所证实的，无论异性恋还是同性恋，男人与婴儿的这种早期互动会导致男性达到与女性近乎相同的催产素水平。必须强调的是，这种催产素水平的提升并不是一时的，而是会长时间作用、产生影响，搭建起亲密关系桥梁。

催产素对父母产生的影响对孩子未来的心理健康非常重要。西格蒙德·弗洛伊德 (Sigmund Freud) 将神经官能症和精神疾病的发生时间归咎于人类出生后的头几个月和最初几年。根据其精神分析理论，在生命的早期阶段感受来自父母的关爱和亲情 (弗洛伊德本人描述为"看到母亲眼中的光芒")，是幼儿心理健康的关键，这也得到了现代神经心理学的科学证实。基于催产素与精神疾病关联的研究结果，这种神经递质在自闭症、精神分裂症以及焦虑症中发挥着重要作用。

此外，催产素也会在熟悉的伴侣之间的性行为中大量释放。你是否不解，为什么有些男人对他们的妻子忠贞不渝，而有些人却不断出轨，一看到异性就意志薄弱？实际上，催产素会在大脑中做出对某一特定伴侣的终身承诺。习惯性出轨的男人可能催产素水平较低，所以他们与伴侣之间的心理纽带没有那么牢固。来自波恩的神经学家德克·舍勒（Dirk Scheele）对仅有一名配偶的丈夫们进行实验，在他们看妻子的照片时向其鼻腔喷洒催产素，并与看其他女人的照片的反应进行对比。他发现，即使结婚多年，催产素也会增加配偶的吸引力，妻子在受试者眼中比陌生女人更好[13]。

但是催产素也有阴暗面：攻击性。一幅简单的动物图片足以说明：在风景如画的公园湖面上，一对天鹅夫妇带着它们灰色的小天鹅宝宝悠闲地游弋，这是多么和谐宁静的画面。突然，有游人走近天鹅一家！天鹅夫妇立即戒备起来，伸长脖子，拍打翅膀，发出咄咄逼人的嘶嘶声。天鹅的脑中发生了什么？亲密荷尔蒙展现了另一副面孔。催产素在家庭或团体中营造出一种和谐的氛围：这是我的团体，这是我的归属，这是我快乐的地方。但这也导致人带有攻击性，捍卫这种和谐，例如许多邻里纠纷或足球比赛时球迷的过激行为，还有通常无法用理性解释的仇外情绪。

当被问及幸福究竟是什么时，许多人回答说，幸福不仅是一时的成就感，而且是一种持久的满足状态：心仪的伴侣、稳定的朋友圈、有保障的经济来源等。神经递质催产素在伴侣和朋友关系中发挥着极其重要的作用。

当然，教育和社会化同样不容忽视。荷兰发展心理学家玛丽安·巴克曼斯-克朗能伯格（Marian Bakermans-Kranenburg）提醒，不要高估催产素作为社交荷尔蒙的作用，童年经历和教育是形成社会能力的重要因素[14]。

然而，从神经学的角度来看，如果没有神经递质催产素的作用，幸福感、满足感就无从谈起。从全球来看，缺少幸福感、信任感、松弛感的人普遍缺乏催产素。许多科学研究证实了这个惊人的论断。例如，苏黎世大学的迈克尔·科斯菲尔德（Michael Kosfeld）进行了一项实验，让受试者玩一种类似大富翁的游戏。赢家不仅赢得游戏币，还有可能赢得真正的钱，但前提是得团队合作，受试者只有在与同伴合作的情况下才能赢钱。一部分受试者通过鼻腔吸入催产素，在游戏中提高催产素水平。实验结果表明，与未吸入催产素的对照组相比，实验组对其伙伴更加信任，合作更加默契，最终赢得了更多的钱。此处的关键字是"信任"[15]。

催产素研究的开拓者之一是加利福尼亚神经经济学家保罗·扎克（Paul Zak）。他通过一个基本实验证明，催产素使我们富有同情心。实验过程如下：受试者获赠一笔钱，可以自行决定是全额留下还是将部分返还给匿名捐赠者。结果表明，自愿返还的金额取决于受试者血液中的催产素浓度，催产素浓度越高，返还的金额越高[16]。

保罗·扎克认为，尽管催产素在大脑中以生化方式引发共情和怜悯等情绪，但是催产素分泌及其引发的共情、怜悯并非放任自流。当人处于有问题亟待解决的压力环境时，几乎没有时间去怜悯和共情。在这种情况下，压力荷尔蒙，特别是男性性激素睾丸素，会降低催产素水平。

对旁人毫无同情心的人是怎么回事，甚至还有一些人以给他人带来痛苦甚至杀害他人为乐？大约5%的人不能产生催产素，或者只能产生很少的催产素，这种情况主要是遗传因素造成的。这些人也无法与别人产生心理共鸣，没有同情心或同理心。他们往往有精神变态的症状，在无法对受害者感同身受的情况下实施犯罪。在一场演讲中，保罗·扎克提到一个正在服刑的杀人犯，他杀死了自己的妻子，然后将尸体肢解。在审判中，这个杀人犯提到了扎克的研究，说他患有催产素缺乏症，在犯罪过程中无法体会受害者的痛苦和处境，因此他无正常人的行为责任能力，从医学角度应宣告无罪。尽管从科学上说得通，但无疑他还是被定罪了。

扎克在演讲末尾说道，营造亲密和爱意可以提升我们体内的催产素水平。他拥抱了坐在前排的几位观众，然后布置了一个任务：每天至少拥抱6个人并抱抱自己[17]。让我们也从今天做起吧！

8. 精氨酸加压素：催产素的近亲

在亲密关系和共情中发挥重要作用的除了催产素之外，还有一种重要的激素：精氨酸加压素。人体自身合成的这两种激素在化学结构上极为相似，氨基酸链构成了小肽。催产素与精氨酸加压素只有两个氨基酸序列不同。精氨酸加压素在下丘脑中合成，暂时储存在神经垂体中。它在调节人体水分平衡和肾脏功能方面发挥着重要作用。简单地说，它决定了内循环存储多少液体，排出多少水分。

然而，部分精氨酸加压素并没有进入人体的循环系统，而是直接释放到大脑。在大脑中，它的角色是催产素的对抗药，通过强化攻击性行为、性动机、求偶行为（对于动物和人类都是如此）、与伴侣的关系纽带以及保卫巢穴的意愿，部分地参与了社会功能的调节。

9. 乙酰胆碱——运动与记忆

当我们在做伸手拿水杯，或者鼻尖发痒伸手去挠，或者要跌倒时迅速调整保持身体平衡等动作时，除了多巴胺，另一种神经递质乙酰胆碱也发挥了作用。

与大脑的语言或记忆功能相比，我们的各种运动及大脑的运动功能系统常常被低估。运动功能其实是高度复杂的，包括有意识和无意识的运动。我们不但可以不假思索地完成站立、行走等动作，还可以通过面部表情反映内心的恐惧、喜悦和厌恶。钟表匠的精湛手艺和牙医的高超技术都令人赞叹，但其实看似简单的有意识活动，例如按一下门铃，也需要大脑几个中枢之间精密的协同合作。

大脑皮层顶叶部位控制着我们的运动功能，这一区域也被称为运动皮层，运动信号从这里发出：抬起手臂、伸出食指或按下门铃按钮。当然，除此之外还需要其他的信号输入，这首先来自于意识、目的和动机的所在地——额叶。比如：我想去拜访穆勒先生，要按一下门铃。这种想法被传导到运动功能中枢，但并非直接到达运动皮层，而是首先传递给"审批部门"辅助运动区 (SMA)。它首先核查来自食指的输入信号："手的位置是否正确？手套摘了吗？我站在这里可以吗，还是要向前再迈一步？"此外，边缘系统和记忆也会发出信号："穆勒先生长什么样子？我真的要去拜访他吗？"只有这些问题都得到确切答复后，大脑才会下达最终指令：按下门铃！

运动皮层中负责食指运动的锥体细胞受到刺激产生集体冲动，信号经由运动功能神经通路从大脑传到脊髓。前面我提到过，与细胞大小相比，锥体细胞轴突长度惊人，可超过1米。"按下门铃"的信号到达脊髓，就像接力赛一样传给下一个运动神经细胞，该细胞的轴突离开脊髓，在颈椎区域形成周围神经系统，向手臂延伸，直到执行运动指令的肌肉完成伸出手指、按下门铃的动作。

周围神经系统和肌肉之间的连接也被称为突触，在这一例子中也可称为运动终板。神经末梢分支与肌纤维对接，当信号到达时，肌纤维收缩。肌肉能自主完成的动作只有收缩。运动通过肌肉收缩完成，这部分肌肉的收缩引发另一部分肌肉被动拉伸。乙酰胆碱是整个过程中唯一存在的神经递质。

10. 肉毒杆菌减缓肌肉运动、抚平皱纹

神经和肌肉之间的信号传输可能被有毒物质阻断，从

而导致严重的肌肉瘫痪和脏器功能紊乱，甚至心脏停跳。千万不要吃超过保质期很久或者胀气的肉罐头、香肠罐头，它们可能已被肉毒梭状芽孢杆菌污染，这种细菌会产生肉毒杆菌毒素，这是一种神经毒性的蛋白质，是已知毒性最强的物质之一，微小剂量即可致命。如果将毒素注射到小鼠皮下，每千克体重只需4纳克（1纳克等于0.000000001克）就能致死。尽管如此，现代医学已经掌控了这种危险的毒药。大多数神经科医院都设有肉毒杆菌素门诊，治疗运动障碍、痉挛、斜颈或其他肌张力障碍疾病。以荷兰画家老彼得·布鲁盖尔（Pieter Brueghel the Elder）命名的布鲁盖尔综合征（专业术语为梅杰综合征）表现为眼肌痉挛，严重者有失明风险，这种痉挛也被称为眼睑痉挛，同时还带有不自主的身体动作和嘴部抽搐的症状。布鲁盖尔的画作《打哈欠的人》中展现的或许就是这样一个病人。

这种肌张力障碍可以通过向痉挛的肌肉注射微量的肉毒杆菌素进行治疗。肉毒杆菌素能够破坏发病部位的运动终板，即神经和肌肉之间的连接，从而使大脑与肌肉之间的神经通路被阻断，过度刺激无法传递。肉毒杆菌素注射也适用于中风造成的痉挛。

近年来，肉毒杆菌素注射也被用于美容手术，以抚平面部表情引起的皱纹[18]。如果你的邻居整个夏天都在烤香肠或者在阳台上像低音炮一样自言自语，你不堪其扰，从而产生皱纹。有种夸张的说法，对抗美貌的流逝有两种办法：要么和你的邻居谈判以解决问题，要么就去找医生，用肉毒杆菌素抚平你的额头。

实际上，压力过大或心理问题会导致神经冲动过度，从而对面部表情产生影响：它们会促进皱纹的形成，特别是当皮肤张力随年龄增长不断降低时。每个人都有隐藏或表现情绪的能力，但是接受肉毒杆菌素治疗后，这种面部表达能力就丧失了，人的表情通常会变得毫无情绪起伏。

11. 令人拥有智慧的乙酰胆碱

乙酰胆碱不仅是肌肉运动中关键的神经递质，在智力表现方面也尤为重要。聪明指的是什么呢？是很强的记忆力和不断吸收和学习新知识的能力。

大脑中负责记忆和学习的系统通过乙酰胆碱传导神经冲动。乙酰胆碱将新信息储存于大脑边缘系统并提高人的学习专注力。随着年龄的增长，人的记忆和学习能力不断下降，这是由于大脑皮层中的胆碱能神经元 (通过乙酰胆碱连通) 数量减少。这是生命的客观规律：大脑"调低了挡位"。但是，并非每个老人的健忘都是病态的，也并非每个健忘的人都患有阿尔茨海默病或病态的失智症。

作为一种递质物质，乙酰胆碱控制着大脑大部分"高级"功能，特别是语言、定位和记忆能力。换言之，它基本上囊括了我们独立自主生存所需的能力。当乙酰胆碱减少时，我们的自主性也会减弱。正如我们所知，引起帕金森病的原因是多巴胺不足，而阿尔茨海默病的原因是乙酰胆碱的减少。尽管阿尔茨海默病无法治愈，而且其症状注定会持续恶化，但有一些药物可以延缓病程，保证较长一段时间内患者能够参与正常的家庭生活，推迟入住专业收治机构的时间。这些药物的药理即为提升大脑中的乙酰胆碱含量。

我们个人如何预防乙酰胆碱缺乏引发的疾病呢？答案之一是增强体育锻炼和多运动。体育运动与失智症之间存在关联，这一点已得到证实[19]。体育运动能对大脑活动产生积极影响，一方面可以降低罹患失智症的风险，另一方面有助于失智症患者维持尚余的智力。运动可以改善大脑的血液循环，增加呼吸深度，优化神经细胞的氧气供应，增加动脉壁弹性，释放"积极"荷尔蒙，从而对抗神经细胞的炎症、消亡。

在加拿大，人们对6500名65岁以上的人进行了为期5年的观察，并记录了他们的精神老化过程。研究发现，5

年内6500名受试者中有285人罹患失智症，患病者与其他人的不同之处主要在于他们运动量较少。如果健身房下午挤满老年人，他们占用了各个器械，在垫子上做背部运动，用3公斤哑铃训练肱二头肌，那么请不要为此恼火，老年人在健身房挥洒的汗水其实是在为下一代省钱，因为身体健康就不需要花更多的钱治病。

芬兰的研究也表明，人们应该尽早开始锻炼。中年时每周至少锻炼2次的人，老年时患失智症的概率较低。美国开展的"护士健康研究"在10年内定期追踪18700名70岁至81岁的女性，每隔一段时间对其进行身体、心理检查。研究发现，经常锻炼的人（即便只是散步）患失智症的可能性较小，但重要的是每周运动时长至少应达到2个小时[20]。

体育运动不仅可以预防失智症，还可以稳定失智症患者的病情。英国科学家瑞秋·波特（Rachel Potter）发现，体育运动可以明显提高阿尔茨海默病患者的生活质量，并明显降低其抑郁程度[21]。

12. 内啡肽：自身产生的幸福感

毕业后，我在德国巴登-符腾堡州的莫斯巴赫医院内科开始第一份工作，主任医生、主治医生都非常友好。在我第一次值夜班时，其他医生刚刚离开医院，我的呼叫机就响了起来。这是我第一次处理急诊病人，在去急诊室的路上我的心怦怦直跳。病床上躺着的是一个60岁左右的病人，他浑身是汗，痛苦地呻吟着，说左胸痛得要死。送他进来的急救人员怀疑是急性心肌梗死。

我列出标准处理流程：首先用止痛药，然后是维持心脏功能的药物，随后静脉注射，休克疗法，之后是身体检查和心电图检查。护士将注有止痛药的针管递到我手上，那时的我紧张又激动，手心发汗，微微颤抖。我找到静脉，抽针时有血流了出来，我知道这是操作正确的表现。注射时，我看到药物并没有顺利地进入静脉，而是扩散到静脉管腔以外的周围组织中，医学术语称之为药物外渗。患者皮下出现鼓包，药物完全没有进入血液中，我想我搞砸了。但就在这时，病人如释重负地跟我说："医生，太感谢了，我现在感觉好多了，注射太有用了。"

我很吃惊，这是怎么回事？患者一直在期待着静脉注射能够缓解病痛，但我的注射失败了，他的疼痛却明显缓解。后来我意识到，这就是安慰剂效应——患者并未真正得到药物治疗，但因相信治疗有效而引起了身体反应。在这种情况下，人体自身会释放止痛剂——内啡肽，它产生于大脑，作用类似吗啡，能在急性疼痛或饥饿等特殊情况下减弱身体的感知能力。在危急情况下，由于内啡肽的释放，伤者起初不会感到任何疼痛。切菜切到手指的人都有这样的体会：起初几秒，你不知所措地看着伤口，毫无痛感，随后疼痛逐渐袭来，伤口也开始流血。

你不必每次都切伤手指来感受内啡肽的作用。当你剧烈运动达到甚至超出体能极点，身体的这种天然鸦片也会释放，比如跑步时小腿肌肉疼痛感和疲惫感突然消失，产生快感。跑者兼作家的阿希姆·阿喀琉斯[Achim Achilles, 真名为哈乔·舒马赫（Hajo Schumacher）]曾描写过这种"跑者高潮"（Runners High）："跑下去，不需太快，轻松地跑，天人合一，感受这罕有的令人愉悦的自然时刻。"[22]这种兴奋状态通常出现在疲劳运动的高峰期，此时人会感到步伐突然轻快起来，同时肌肉疼痛感也逐渐消失。总的来说，大脑能够自产药物，在超出体能极点时产生快感，从而使人维持动力，不松懈、不倒下、不放弃。

内啡肽可以与疼痛受体和让人上瘾的吗啡受体结合，从而使痛觉感知消退，并在筋疲力尽后的轻松中收获快感。除了跑者，自行车运动员、长距离游泳运动员、力量运动员也会体验到这种快感。从人类学角度看来，几千年来，跑步对居住于草原的人类尤为重要。猎人追踪猎物可长达数小时，因为狩猎成功与否取决于他的耐力和韧性，即他能否在不感到疼痛和不知疲倦的情况下长途跋涉。

　　鸦片、吗啡、海洛因都会让人兴奋和成瘾，内啡肽在结构上就类似于这些毒品的衍生物。波恩大学医院进行过一项研究：10名长跑运动员在出发前和跑完至少20公里后，分别被注射一种被弱放射性元素标记的阿片类药物。运动后，通过正电子发射计算机断层扫描（PET）检测阿片类药物在大脑中的分布，结果表明，阿片类药物主要聚集在控制意识的额叶和产生欲望、快感的边缘系统[23]。这两个区域都属于大脑奖励系统，对幸福感的产生极为重要。

第六章

磁共振功能成像

　　我们如何才能准确获悉大脑各种功能的实现程度和负责幸福感、情绪等功能区的分布情况呢？19世纪，科比尼安·布罗德曼划分了大脑的功能区。相比而言，如今我们会更加了解大脑吗？

　　是的，我们可以，因为我们有磁共振功能成像（或称磁共振成像）。通过磁共振功能成像，大脑的形态细节，甚至包括各功能区域的组成结构，都可以实现可视化。许多人都曾躺在磁共振设备的检查床上，忍受机器运行的噪声。无论是膝关节疼痛、椎间盘问题、中风风险，磁共振检查都可以精确展现出器官结构并使器官的病理性变化变得清晰可见。

　　磁共振成像的原理基于一个物理过程：氢原子核在强磁场中发生共振，发出可被记录的电信号，最终显示出氢原子在相应器官中是如何分布的图像。由于氢原子是水分子的主要构成成分，而水占人类身体的70%，因此受磁场激发的氢原子分布图能精确地展现器官内部结构。当然，不同部位的水分含量是不同的。例如，骨骼和牙齿的水分含量较低；大脑质地柔软，水分含量较高。这就意味着通过磁共振检查可以清楚地看到大脑的内部结构。

　　不仅如此，当我们在花园里漫步，回忆刚刚过去的假期时，大脑中相关区域被激活，以便完成思考、运动任务；相应地，这些区域的神经细胞会消耗更多能量，血流量增加，向活跃的神经细胞输送更多的氧气和葡萄糖，这些活动都可以在磁共振中显现出来，因为富氧血液在磁场中发出的信号与缺氧血液不同。这种差异被称为"BOLD对比度效应"，其中"BOLD"是英文"blood oxygenation level dependent"的缩写，翻译为血氧水平依赖。

早在1935年，美国化学家莱纳斯·鲍林（Linus Pauling）就描述了红细胞的磁性变化取决于含氧量这一现象。时至今日，他都被认为是功能成像的先驱。1954年，鲍林因其研究获得诺贝尔化学奖，10年后他又凭借为反对核武器试验做出的贡献获得诺贝尔和平奖。他是继玛丽·居里（Marie Curie）之后第二位两次荣获诺贝尔奖的科学家。当步入暮年时，他致力于研究维生素C的治疗效果，据说他每天服用17克维生素C来预防感冒和癌症。这位杰出的科学家享年93岁，死于前列腺癌[1]。

1. 感知、思考、行动：脑部复杂活动的可视化呈现

我总是惊叹于大脑可以自主协调各种复杂动作，而且看上去似乎毫不费力。比如在一场招待会上，我们伸手拿起香

槟酒杯，递到嘴边，将酒杯倾斜至一定的角度，在一定的时间内将酒杯端在胸前，使它既不会掉落，也不会在手指的压力下破裂，同时与旁人闲聊假期趣闻。虽然这些行为看上去稀松平常，但却是大脑若干中枢共同作用的结果。

通过磁共振功能成像，我们得以知晓大脑的运作方式。例如，通过简单的手指敲击测试[2]研究大脑运动功能。受试者用食指尽可能频繁地敲击桌面，时间持续10秒钟。在此期间，用磁共振成像来记录大脑运动皮层的活跃情况。

当左手食指运动时，大脑右半球的运动区域被激活，因为运动神经在脑干处交叉至对侧，这也是为何大脑左半球中风会导致身体右侧瘫痪。当手指在敲击时，运动皮层高速工作，导致血流和代谢增加，在磁共振图像中，我们观察到对应的区域呈亮黄色[1]。手指敲击桌面所引起的脑部活动实现可视化，其他的脑部活动也是如此，比如愉悦、厌恶或渴望。

有趣的是，图像上也可见大脑另一半球相关区域的活跃。其原因是，百分之十的运动神经不会交叉至对侧。这一点对中风偏瘫患者的复健大有裨益，因为患者可以学会用未中风的大脑半球控制瘫痪一侧的肢体进行运动。

---

[1] 区域呈现亮黄色，意为此区域发生脑部活动。——译者注

我们也可以通过听觉或视觉刺激设定手指敲击的节奏，使任务变得更加复杂。由此可以研究运动、思维和注意力之间的联系。

2. 一级警报：目睹蜘蛛

我带领六名学生学习基础的神经系统检查法时正值盛夏，我们需要把朝向内院的窗户打开。这门课以小组的形式展开学习和研究。例如，研究神经科医生为什么总是随身携带一个小锤子，然后经常用它来敲打病人的手臂和腿部的肌腱。

医生常常可以通过简单的神经系统检查方法找到病因，而无须使用计算机或磁共振成像等复杂的技术手段。例如，一个病人早上醒来，发现右手无力，他艰难地刷牙，费尽周折地系上衬衫的纽扣。他忧心忡忡地打了急救电话，随后被救护车送往医院，初步诊断为中风。医生在急诊室就可以用小锤子进行神经系统的检查，确定病因究竟是中风还是由于睡姿不当导致的神经麻痹。如果病因是中风，那么大脑皮层的运动中枢由于血流不畅就会失去控制功能，医生用叩诊锤敲击会引发强烈的肌腱反射。

产生这一现象的原因是运动行为不再受大脑皮层的控

制，例如肌肉不受控制地收缩，其结果是肌肉变得僵硬，严重情况下甚至会引发痉挛。如果周围神经受到直接损伤，肌肉反射就会消失，这是因为与肌肉连接的神经传导被破坏。

接着，我和学生们开始练习面部神经检查法。"笑一笑，"我对学生说，"这是检查面部两侧肌肉系统是否正常的最好方法。"

突然，一名女生尖叫起来，浑身颤抖，哭着躲到房间角落。这是怎么回事？她抽泣着指向地板，眼中写满惊恐，原来是围成一圈的学生中间爬过了一只小蜘蛛。"只是一只小蜘蛛。"一个学生说道，并将蜘蛛踩在自己的脚下。女生又尖叫起来，接着开始号啕大哭："我不行了，我不行了。"我走到她身边，轻拍胳膊安抚她："蜘蛛恐惧症吗？"她点点头，绝望地看着我。

我承认，蜘蛛恐惧症稍稍偏离主题。尽管如此，这个例子还是很好地说明了功能成像的工作原理。恐惧症是一种恐怖性焦虑障碍，源于对某一具体对象产生的异乎寻常的恐惧。就蜘蛛恐惧症而言，人们对蜘蛛有一种难以言喻的恐惧，害怕被其咬伤。对蜘蛛的恐惧源于人类的进化史：人类起源于非洲大陆，在那里被地上爬行的节肢动物咬伤的风险相对较高。如今，非洲每年仍有人死于蝎子蜇伤。在那里，各种爬行、飞行生物都被视为人类的威胁，即使世代轮替，人类对其的恐惧依旧被深深铭刻在脑中。

大脑特定的恐惧中枢位于成对的杏仁核中。在女生看到一只无害的小蜘蛛，情绪彻底崩溃时，杏仁核已经发出信号："出现极度危险，唯一选择是恐惧和惊慌。"即使她在课堂上，而不是在危机四伏的丛林中也会那样。杏仁核刺激产生的情绪反应十分强烈，凌驾于所有其他感觉和行为之上。

多亏磁共振功能成像，我们才能了解这些。格赖夫斯瓦尔德大学的研究人员阿尔冯斯·哈姆（Alfons Hamm）对患有蜘蛛恐惧症的病人进行了研究，并将其面对蜘蛛照片和面对炊具、蘑菇等中性对照物品的磁共振图像进行了比较。

当蜘蛛恐惧症患者在面对蜘蛛照片时，杏仁核就会被激活，在磁共振图像上，杏仁核区域发亮。如果把蜘蛛照片像素化，使蜘蛛变得隐约可见时，杏仁核反而会"看"得更仔细，活跃度更强。因此，杏仁核在恐惧症和惊恐发作中起着决定性的作用[3]。

杏仁核的警报引发了连锁的压力信号。交感神经系统释放去甲肾上腺素，心血管系统血压上升，心率加快。然而，触发过度反应的阈值因人而异，这就是为什么只有部分人，而非所有人对爬虫会产生过度恐惧的反应。成长经历也是原因之一，比如从小因受到过度保护而变得谨小慎微。此外，负面经历也是一大诱因，比如童年时被马蜂蜇伤，对昆虫的非理性恐惧植根于潜意识中，为后续的惊恐发作埋下了伏笔。另一种可能性为家庭因素，比如遗传。但毋庸置疑的是，有些人的恐惧心理更加严重。

3. 创造力从何而来？

磁共振功能成像对大脑功能区的精确定位也可用于对创造力的研究。我的儿子弗洛里安在高中毕业后告诉我，他想在希尔德斯海姆大学学习创意写作，并且已经收到了录取信。我听闻大吃一惊。说实话，我没想到，竟然有年轻人在高中毕业后不打算学医。

他的专业学习常常攸关作家或画家的创造性行为背后的思维过程，讨论最终提炼出了一个问题：是否存在一个特殊的创造力中枢？我们与格赖夫斯瓦尔德大学功能成像学教授马丁·洛茨（Martin Lotze）共同设计了一项研究，以我儿子就读的希尔德斯海姆大学和我任教的格赖夫斯瓦尔德大学合作完成，创意写作专业的学生受邀至格赖夫斯瓦尔德大学参加这项研究。他们通过了希尔德斯海姆大学的入学考试，故认定他们具备了基本的文学功底。对比组是格赖夫斯瓦尔德医学院的学生，被认定为其熟悉生化公式和人体解剖结构。

研究过程如下：学生躺在磁共振设备中，任务是尽可能创造性地补充或续写两篇给定文章中的各一段。前提条件是，文章是未曾读过的新文章。文学类专业的学生通常对当代文学比较熟悉，因此需要找到不为人熟知又让人具有创作欲望的文本。我们选择了罗尔·沃尔夫 (Ror Wolf) 的《两三年后》(*Zwei oder drei Jahre später*) 中的一个故事。这是一本有趣的超现实主义故事集，有望激发受试者的想象力。故事讲述了一位橱窗设计师在工作时心脏病发作，倒在了百货公司的床上，并在那里躺了好几天，人们却误以为那是一个陈列模特。第二个文本取自杜尔斯·格林拜恩 (*Durs Grünbein*) 的诗歌《献给尊贵的死者》(*Den teuren Toten*)，内容短小精悍，是一部具有死亡悲喜剧性质的诗集。例如，一首诗中写道，一个猎人被他的狗咬死了。

我们进行了标准化实验：当受试者阅读文本时，他们有60秒的时间用铅笔自由记录，因为磁共振检查禁止带入金属物品。然后他们会进入到头脑风暴阶段：受试者有60秒的时间来想象故事或诗歌后续如何发展。此时，我们进行第一次磁共振扫描，并测量了大脑相关区域的活动。

　　然后两组都开始对文本进行创造性补充，写作时间被限定为120秒，以确保学生集中精力进行创作，防止走神和停顿。

　　任务完成后，我们对结果进行了评估。这次实验要研究的问题是：在创意写作过程中，大脑哪个部分被激活？专业人员和业余人员之间有什么不同？

　　当两组受试者沉浸在创造性思维中时，大脑的三个区域活跃度增强。首先是前额皮层（正如我们所看到的，人类大脑的前额皮层尤为突出）的两个区域，即前额皮层的背部和侧部。此区域学名为背外侧前额皮层。没错！这是一个高度兴奋的大脑区域[4]。赫伯特·格罗内梅尔（Herbert Grönemeyer）的一首歌唱道："男人何时成为真正的男人？"这里我们也可以提出类似的问题："人何时成为真正的人？"答案是：当一个人拥有发达的背外侧前额皮层时。听上去很奇怪，但事情就是如此。

　　图6-1显示了位于我们大脑中的幸福感寻觅之旅。令人称叹的布罗德曼分区再次发挥作用：背外侧前额皮层由布罗德曼9区和46区组成，它的任务是在丘脑和基底神经节之间建立联系，丘脑负责将感官印象转入意识层面，基底神经节在运动、学习、动力方面发挥作用。此外，背外侧前额皮层也在决策过程和抽象思维过程中表现活跃。这些过程可能对创意写作这一过程有所影响。

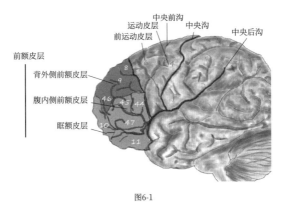

图6-1

前额皮层建立了感官印象与意识之间的联系，在学习、动力方面起到关键作用。

　　第二个被激活的区域是内侧前额叶，而且专业人员此部位的活跃度比业余人员高得多。如果我们想知道内侧前额叶是怎么回事，就要深入哲学和认知研究领域中，因为前脑的这个区域对自我和自我意识至关重要。内侧前额叶也有前部和后部之分。当对外部刺激的反应进入意识层面时，前部就会活跃起来："我的车脏了，所以我很快又要去洗车了。"当无关外部刺激的想法，如自由联想、白日梦、假设等进入意识层面时，内侧前额叶后部就会被激活。综上，我们这项实验的结果完全合乎逻辑：在创作行为中，大脑若干区域被激活，但主要是额叶中参与自由联想（内侧前额）和抽象思维（背外侧前额皮层）的区域。此外，还有大脑奖励系统的部分区域，这一部分内容将在第七章中详细阐释[5]。

对磁共振图像的评估涉及相当复杂的计算过程，其细节并不影响整体理解。尽管如此，我还是想简单解释一下基本原理：并非一一评估每位受试者的图像，而是计算相应脑区的血氧水平依赖信号的平均值。为了了解专业人员和业余人员之间的差异，计算过程中会将专业组的大脑平均活跃度与业余组的平均激活度相减，做完减法后仍然亮起的区域就是专业组的独特创造力所在。听上去复杂，实则不然。举一个简单的例子：服务员A非常友好，得到5欧元小费；服务员B今天心情不好，满脸愁容，他只得到了2欧元。5欧元减去2欧元的结果是3欧元的差异，可以作为衡量服务员A比服务员B更友好的标准。

磁共振图像显示，创造力并非局限在大脑某个角落，而是大脑若干区域共同作用的结果，根据任务不同，大脑参与的区域也有差别。因此，创造力是大脑神经网络功能的部分体现，主要涉及视觉记忆储存、海马体的短期记忆以及颞叶中负责情绪和驱动行为的部分。

当然，受试者是躺在狭窄的仪器中，并在机器发出的嘈杂的噪声下完成的实验。一般情况下，患者因为椎间盘或半月板损伤做磁共振检查时，会戴上耳机，聆听舒缓的音乐，避免噪声带来的恐惧感。但舒缓的音乐是否会对在下萨克森州的小镇希尔德斯海姆学习创意写作的年轻人的精神状态和创作能力产生影响，我们无从得知。所以在实验中，他们没有戴上耳机听音乐，而是有意地让其在不舒适的环境下进行实验。

村上春树是我最喜欢的作家之一，我曾读到他说自己只需要在日出前特意布置一下写字台，就能进入创作状态，高效地进行小说创作。而我们这次实验的环境如此拥挤、嘈杂，就像在嘉年华中嘎嘎作响的游览车上创作一本犯罪小说。尽管存在种种不利条件，但专业组和业余组均表现出色。文学专业教授组成了独立小组，在没有任何作者详细信息的情况下，对文章进行评审。正如预期的那样，评审小组对文学专业学生作品的评价远远高于医学专业学生。在头脑风暴阶段，即在文本的规划阶段，大脑活动就以血氧依赖水平信号被记录下来。希尔德斯海姆大学文学专业学生与医科学生的不同之处主要在于，他们的"视觉"皮层被更强烈地激活。也就是说，他们的想象力在很大程度上取决于视觉印象的记忆中枢，这也在我的意料之中。例如，当我计划一次夏季休假时，即使我还未亲临其地，但那里的酒店风景和自然风光就已经令我浮想联翩，你也是如此吗？

我们的大脑构造令人啧啧称奇。经过数千年的进化，人类的大脑已经成为一个创造力工厂，蕴藏无限的发展潜力。在研究大脑活动时，我们常常看到其巨大潜力的双面性：一方面，正是通过前文介绍的各种大脑中枢功能，人类创造出大规模杀伤性武器，制造战争和犯罪；另一方面，许多科学家和艺术家都积极地通过富有创造性的大脑来造福人类。无论如何，我们体内的超级计算机都让我们有理由相信，在它的帮助下，人类的一些紧迫问题终究可以得到解决。

进一步的研究表明，大脑的前额皮层在幽默感和理解幽默方面也发挥着重要作用。

4. 幽默带来幸福感

一对夫妻育有四个孩子，丈夫渐渐不堪重负，对妻子的态度变得恶劣，总是称她"四娃妈"："给我拿瓶啤酒，四娃妈""窗户该擦了，四娃妈"等。一天，家里来了客人，丈夫又开始说："四娃妈，你没看见碗里没薯片了吗？"妻子回答说："好的，我这就去拿，二娃爸。"

问题：为什么食人族不吃马戏团的小丑？答案：

因为小丑有股奇怪的味道[1]。

很明显，这两个故事的作用机制不同。听到第一个关于二娃爸的笑话，人们会愣一下，稍作思考，当反应过来其中两个孩子不是暴躁丈夫亲生的时候就会发笑：受压迫的妻子以自己的方式回敬了丈夫。

这些反应并非偶然，中国科学家詹雨臻深入研究了大脑对笑话的处理，将其分为三个阶段。首先，理解笑话的情节（幽默理解；也有反应较为迟钝的人，需要多解释几遍才能理解），然后认同笑点（幽默认可），最后做出反应（幽默表达），或会心一笑，或哈哈大笑[7]。有一点是肯定的：一个成功的笑话会让听众感到愉悦，并将其思想和情绪向积极方向引导。

学界普遍认同笑话分为三个基本类型。第一种，破译复杂关系后才抖出笑点，例如四娃妈的笑话。第二种，通过极度夸张或巨大反差制造笑点。这种类型的笑话通常基于视觉想象，深受儿童欢迎的大象和老鼠的笑话就属于这一类：大象踩到老鼠的脚。"对不起，老鼠。我不是故意的。""没关系，"老鼠说，"我也有可能踩到别人。"第三种，通过词语的多义制造出笑点，例如食人族不吃小丑的笑话。当听到这类笑话时，颞叶的记忆功能和额叶下回的

---

[1] 德语原词有滑稽和奇怪两层意思，此处为双关，将小丑滑稽理解为味道奇怪，以此制造笑点。——译者注

语言中枢会变得特别活跃[6]。

此外，根据一项研究，对于极其搞笑的笑话，大脑更深层部位——杏仁核和奖励系统也会被激活。这也解释了为什么当你听到一个好笑的笑话时会感到愉悦[7]。当你听到那种需要稍加思考的笑话时（例如二娃爸），右侧前额叶也会被激活。换言之，这与希尔德斯海姆大学文学专业学生在磁共振检查中参与创造性思维过程的区域完全相同[8]。

因为创造力和幽默是同一枚硬币的两面。1991年，沙米及其同事发表了一项研究成果：向不同部位脑损伤的中风患者提供有趣的和普通的文本，并要求他们评估每个文本分属哪个类别，对照组为健康人士。结果表明，中风造成右侧额叶损伤的病人不能区分有趣的和普通的文本。进一步的测试表明，这组病人已经完全丧失了幽默感，也不理解讽刺性的评论[9]。

神经心理学家詹妮弗·尤克曼（Jennifer Ueckermann）围绕酗酒者对幽默的理解进行研究。与不酗酒的对照组相比，他们难以设身处地体会到"幽默"，这主要是因为他们没有共情能力，大脑在追求目标、规划战略行动、确定优先事项等执行功能方面有所欠缺[10]。这些都属于额叶的功能，正如我们所了解到的，额叶在我们对幽默的理解中起着至关重要的作用。

5. 思虑过甚会丧失幸福感

在一个炎热的夏日夜晚，虽然时针已经指向了10点，但在北方，天仍然亮着，我和一群朋友在露台上品尝着冰镇葡萄酒。我请大家轮流描述印象最深刻的幸福时刻。一位朋友说："当我站在产房里，助产士把刚出生的女儿放到我怀里时，我感到一股幸福的暖流涌动着。"另一位朋友说："当我第一次从新家看到清晨的阳光洒满老城区的屋顶时。"对他的妻子而言，最幸福的是拿到高中毕业证书的时刻，瞬间她有一种自由和自主的感觉，即使过了30年仍旧难以忘怀。

基于对大脑的认知，我们可以将这些幸福时刻进行分类：它们与大脑奖励系统有关，从大脑角度来看，是对最终实现的特殊成就的奖励。当我回忆印象深刻的幸福时刻时，我总是自然而然地想到我刚踏上职业生涯时的一个个记忆片段，这似乎与奖励系统关系不大，比如当我毕业时、通过国家考试时、写完求职信时、面试结束时。毫无疑问，那时的我将前往柏林工作。

在工作、生活走上正轨之前，我和一些朋友去了希腊旅行，途经维也纳和当时的南斯拉夫，那是在20世纪70年代。我们在希腊北部的卡瓦拉附近找到了一处风景秀丽的露营地。白色的沙滩、令人舒适的小镇、热情好客的当地居民，我们每天仿佛置身于天堂之中，我渐渐忘却了考试、找工作、找房子带来的种种压力。过去几周的辛劳以及不可知的未来都被抛之脑后，我愈发感到轻松而自在。在那段无所事事、无忧无虑的日子里，我感到了如此强烈的幸福感，即使在多年后的今天仍记忆犹新，那时我的大脑发生了什么？

著名的法裔美籍文学家和文艺评论家乔治·斯坦纳（George Steiner）在文章《为何思考令人悲伤》中写道[11]："人不能停止做两件事，呼吸和思考。"他的观点之一是，所有的思考都与忧伤和抑郁相关。虽然斯坦纳是一位文艺评论家，但他关于思考的观点实际上已得到了现代脑科学的证实。

科学家们运用磁共振功能成像技术进行大脑研究时发现，不可能将大脑所谓的"静息状态"与激活状态进行对比。向测试对象提出"请什么都不要想"的要求是没有意义的，因为人类不可能停止思考，简而言之：磁共振功能成像显示大脑处于持续活动状态。即使处于静息状态，想法也在源源不断地产生，联想不断涌现。只有当某个大脑活动开始时，它们才会被打断。

思考是与行为、环境无直接关联的事情，是人的根本属性。回忆过去，想象未来，这种状态被称为静息态脑功能网络（即没有来自外界的刺激），也可以简单地称其为白日梦状态，与其相反的是任务态脑功能网络，即依赖于外部刺激下的大脑活动。

当我们没有具体事情要做时，比如没有在看体育新闻、没有站在站台上为火车延误而生气、不需要注意炉灶上的牛奶是否煮沸了，大脑功能不会自动关闭，等待后续行动指令的下达，而是切换到默认模式网络（在德文中被称为意识网络或静息状态网络），允许思想游离[12]。这种白日梦状态下的脑功能网络与任务状态下完全不同，在先前提到的蜘蛛恐惧症、创意写作中我们已经对任务态脑功能网络有所了解。

默认模式网络由大脑中的一些节点组成，这些节点在思想游离时被激活，包括前额叶中部（负责产生创造性思维、抽象思维和白日梦）及其前部、扣带后部（负责产生兴趣、动力）、额叶和枕叶之间的连接处（负责处理视觉刺激）。毕竟，白日梦主要基于图像式记忆和新构建的图像式幻想形成。人类是视觉动物。假如我们是狗，那么在白日梦状态下主管嗅觉的脑功能部分就会格外活跃。默认模式网络还包括顶叶的负责记忆和定位的区域。

可以肯定的是，思考永不停止。美国神经科学家马修·科林斯沃特（Matthew Killingsworth）和丹尼尔·吉尔伯特（Daniel Gilbert）称这是人类发展史上重要的进化，这种进化使反思、学习、计划得以实现。尽管如此，他们在《科学》(*Science*)杂志上发表的文章却是《思绪游离令人不悦》(*The Wandering Mind is an Unhappy Mind*) [13]。

经验告诉我们：负面经历让人难以入睡，比如与邻居大吵一架或者与伴侣的关系变得紧张，因为内心处于纠结的状态中。这也就不难理解思虑过甚也是抑郁症和睡眠障碍的一个典型症状。

科林斯沃特和吉尔伯特计划通过一个特定的苹果手机应用程序来调查幸福和白日梦之间的联系。在人们通常处于清醒状态的时候，该应用程序会自动、随机地询问测试对象他们在做什么，比如在工作、在家使用电脑、看电视、和孩子一起玩、进行个人卫生护理等。测试对象还会被询问此刻他们是全情投入还是思绪游离，还被要求描述此刻的感受：糟糕、悲伤、沮丧、无感或是感觉不错。来自83个国家的5000名18—88岁的测试对象参与了该调查。

近一半的测试对象表示，他们那时正在走神，想入非非，不管他们正在做什么，唯一的例外是性活动，几乎没有测试对象在性活动中做白日梦，还是没有人愿意承认？结果还显示，测试对象在做白日梦的时候感觉并不好，比专注做事时更不快乐。令人惊讶的是，思绪游离是造成负面情绪的原因，而不是其结果。

其他研究证实，极度以自我为中心的白日梦，即思想完全围绕个人，可能导致抑郁症。

你也是个"涂鸦者"吗？我不是指使用谷歌搜索引擎上网，而是随心所欲地涂抹勾画，对应英文为"doodling"。图6-2可以证明，信笔涂鸦是课堂、讲座、会议中的一个普遍现象，这幅涂鸦画来自我儿子马克西米利安的课堂笔记。来自伦敦的神经学家杰弗里·斯科特[14]（Geoffrey Scott）在他的著作《涂鸦和大脑默认网络》（*Doodling and the Default Network of the Brain*）中对此现象展开研究：心不在焉地信笔涂鸦主要是大

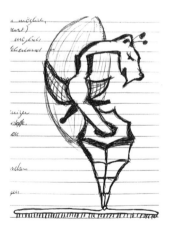

图6-2

我只要翻翻我儿子马克西米利安的课堂笔记，很快就能找到涂鸦画。这个例子表明，上课时你也可以让大脑进入休息状态。

脑的白日梦状态网络还是任务态网络在发挥作用？通过磁共振功能成像证实，涂鸦过程中主要是默认网络被激活，涂鸦状态更接近于白日梦，而不是一项自主的活动。

所以，可以得出这样的结论：人类积极有益的抽象思维能力和对问题的反思能力是以情绪低落、抑郁、沮丧为代价换来的。如果确实如此，那么避免白日梦应该会带给人幸福感。然而，事情并非如此简单。自古以来，白日梦已植根于我们体内，是人类生存的重要组成部分，需要多年自我训练才能更好地与之共存。

我在某网站上找到了冥想的入门指南：

1. 专注于你的呼吸。

2. 当你意识到精神已经游离并进入你的计划、想法或白日梦中时，要轻柔但坚定地把你的思想带回到你的呼吸上。你要知道，在你冥想时想法和图像会不断涌现，在你的头脑中盘旋，但不必担心，你只需耐心、坚定地回到对呼吸的专注上。

虽然此刻什么都没有做，但为了获得幸福和松弛感，必须中断游离的思绪，关闭默认模式网络。就像我前文中描述的难忘时刻一样：白色的沙滩、希腊的小酒馆和短暂的全身心放松。

和内在自我相关的默认模式网络与以外部刺激为导向

的外部网络相对立。来自美国的大脑、冥想研究科学家佐兰·约西波维奇 (Zoran Josipovic) 认为，大脑表面分为两个彼此相通的系统：外部系统，即处理外部刺激和执行任务的脑区，包括运动皮层和感觉皮层，负责有意识地接收外部刺激，触发运动信号；内部系统，即默认模式网络，这个网络与外部刺激无关，以自我为中心，反映人的内在思想和思考进程。这两个系统的行为相互对立，就像海岸上的潮汐起伏，当一个系统活动愈发频繁时另一个系统就会被抑制，就像倒茶时茶壶越来越空，茶杯却越来越满。两个网络不会同时活跃。约西波维奇通过磁共振成像发现，某些僧侣在冥想时可以停止这种从外部网络到内部网络的切换，并使两个神经网络一起处于高激活水平，从而进入更高层次的意识状态[15]。

6. 冥想带来幸福感？

"正念"[16] (Mindfulness) 起到了关键作用，德语对应词为"Achtsamkeit"。德语词"Achtsamkeit"所指的内容包罗万象：将垃圾分类、不在孩子面前使用粗鲁的语言、照顾自己、不暴饮暴食、不酗酒、积极锻炼。本书在此特指一种精神上的关注：专注于当下。换句话说，这是一种不念过去、不念将来的精神状态，我们只是单纯地计划、处理，将生活和体验抛至脑后。"思绪游离令人不悦"是神经学家马修·科林斯沃特和丹尼尔·吉尔伯特的研究结论。当我们的思绪游离、无处安放时，更容易变得不快乐或生病。

我只能确信，如果因抑郁或思虑过甚而感到不幸福，在老年时可能伴有更高的血压、更异常的血糖值，不知何时就会中风入院——瘫痪、无法行走或无法伸手。一些人尽管身处重症病房，仍然想要手机进行工作，因为他们正在做一个房地产项目，必须如期完工，或者必须准备好某些文件，生病住院毫不重要，即使身体提示："停，不可以，不能再继续了。"

但是，与这些人相比，我的表现更好吗？我会冥想吗？没有，但为什么不做呢？也许我应该开始冥想。几年前，我去过一次桑拿房，在我对面的桑拿间里坐着一个苗条又有型的男人，背挺得笔直，眼睛半睁着。我开始出汗，不时地看向这位同伴。人难免会提一些愚蠢的问题，比如那时的我："您在冥想吗？"他看向我："不，我只是在安静思考，您也应该更加安静一些。"他说完友善地看着我。他说得对：我刚刚参会回来，有一份报告需要尽快修改；一个朋友不断打电话咨询他亟待解决的情感问题；还有日常的各种压力。这可能是我去桑拿房的原因。

后来在休息区我们谈到了冥想。那个人解释说："冥想的人能够控制植物神经系统，患高血压、糖尿病概率较小。"当他看到我怀疑的表情时，伸出了手臂："您是医生，测测我的脉搏吧。"我照做了：咚咚咚，脉搏平静且规律。

"现在您说'快一点'或者'慢一点'！"于是我说："快一点！"看！他的脉搏加速了：咚咚咚咚。当"慢一点"的命令下达，脉搏也变慢了。这太不可思议了，他有意识地影响了他的心率。"思想也是如此。"他说，"当冥想时，我沉下心，放松自我，什么也不想。"这是我为数不多的冥想经历之一。尽管如此，这段经历还是给我留下了深刻的印象，时至今日仍记忆犹新。

下面谈谈正念。在瑜伽网站上，"正念"概念如下："正念意味着关注此时此地，更多地关注内在进程，而非不断制造想法和感觉。"

我特别喜欢西弗吉尼亚大学的《吃一颗葡萄干：正念入门》的导语，尤其推荐抑郁症患者阅读[17]。

吃一颗葡萄干。

持：拿起一颗葡萄干，用拇指和另一根手指夹住它。想象它是从天上掉落的，你以前从来没有见过。

看：审视这颗葡萄干，看清所有的细节和褶皱。

触：在手指间小心翻转这颗葡萄干，闭上眼睛仔细感受其结构。

嗅：闻一闻葡萄干，感受它的香气。

尝：小心翼翼地咬下葡萄干，尽力感知它的味道。不要吞咽，试着感受它带给口腔的感觉。

咽：咽下葡萄干，有意识地感受这一刻。

这个不错的练习体现了正念的核心：有意识地体验当下，而不急于看向未来或过去。

7. 冥想、正念与大脑

耶鲁大学的精神病学家贾德森·布鲁尔（Judson Brewer）发表了一篇关于冥想和大脑功能关系的基础研究论文[18]。他对长期冥想者进行了磁共振扫描，与近期才开始冥想的对照组进行比较研究，两组受试者的任务是一样的：冥想！尽可能什么都不要想。

他本以为会得到大脑静息状态的典型图像，即大脑默认模式网络被激活。众所周知，当我们做白日梦、思绪游离、没有受到任何外部感官刺激时，默认模式网络启动。

在冥想时，我们自然会觉得大脑也处于默认模式网络。然而，默认模式网络的节点，尤其是腹内侧前额皮层和后扣带皮层，在长期冥想者一组中活跃度稍弱，思绪游离程度也明显低于对照组。然而，长期冥想者内部与外部网络的联系更加紧密，这与冥想期间大脑静息的观点相悖，说明冥想让人更自觉地感知当下。有经验的冥想者在冥想过程中似乎处于完全平静的状态，同时又相当清醒！

此外，美国心理学家大卫·克雷斯韦尔（David Creswell）也研究了正念冥想短期训练前后的大脑活动。彼时因婚恋或工作处于特别压力之下的35名受试者完成了为期3天的冥想训练。克雷斯韦尔在训练前后分别记录了他们在静息状态下的磁共振图像，以便了解这种短期干预可以在多大程度上改变受试者的默认模式网络。结果证实，所有受试者内部与外部网络的连通性都得到了明显的改善[19]，完全可以类比上文布鲁尔团队实验中的长期冥想者，只是长期冥想者的两种思维之间的连通性更加突出。

克雷斯韦尔的研究中的冥想训练基于乔·卡巴金（Jon Kabat-Zinn）设计的正念减压法[20]。正念减压法是一种按照既定方案针对自己的身体和环境进行的正念训练，为期8周。事实证明，这种训练可以减轻压力：慢性疼痛患者所需药量减少，感到更加平和及幸福。

如果你抽不出8周时间来进行冥想训练，克雷斯韦尔的实验告诉我们，3天的速成课也足以改变我们的大脑连接，让我们对此时此地有更强的感知，这也就意味着减轻压力。

大脑能够迅速调整并适应外部影响的原因是什么？是神经元的可塑性，从而保证大脑能够迅速适应新环境。大脑结构并非一成不变，而是与环境相互影响的，对我们的经历和行为做出反应。如果我们进行正念训练，将思路集中于呼吸和感官，大脑会切换模式，搭建新的脑区连接，由此大脑功能得以扩展。最终，游离的思想平静下来，不再游离不定，精神的领域得以拓展。

在波士顿访学期间，德国神经学家布里塔·霍尔泽尔（Britta Hölzel）研究了18名参加正念减压训练的学员情况。这些学员患有严重的心理和生理疾病，期望通过参加训练来解决问题。对照组由17名未参加训练的同龄人组成。正念训练遵循卡巴金的疗法，持续8周，包括瑜伽、坐姿冥想和身体意识练习。所有受试者在训练前后都做了磁共振功能成像，并通过特殊技术精确测量了被认为在冥想中活动的大脑区域的大脑皮层厚度[21]。结果清楚显示，进行冥想的受试者的左侧海马体和后扣带的大脑皮层厚度有所增加。

　　这些结果让我精神振奋：即使是短期的冥想训练也会让大脑结构发生显而易见的改变。这很好地证明了我们的大脑具有极强的可塑性，能够适应外部刺激和内在情绪。

　　围绕正念冥想，多伦多大学的一个心理学实验室也开展了一项实验[22]，旨在研究正念训练对悲伤的影响。实验中，冥想训练组和不进行冥想的对照组观看电影《舐犊情深》(The Champ) 最后一幕，一个让人泪目的悲伤场景：一个小男孩哀悼他的朋友和偶像——老去的拳击冠军的死亡。出于对小男孩的爱，这个男人最后一次站上擂台，最后死在了擂台上。当然，总会有不同的声音，有人认为迪士尼影片《小鹿斑比》(Bambi) 中小鹿失去母亲的场景更让人心碎。尽管这是个人喜好问题，但是一项科学研究显示，在悲伤程度上，电影《舐犊情深》摘得桂冠。心理学家罗伯特·莱文森 (Robert Levenson)[23]给受试者播放了250部电影中的悲伤场景，通过磁共振成像测定受试者的抑郁程度。结果表明，《舐犊情深》高潮场景的悲伤和抑郁是其他249部电影中的感人场景都无法超越的。

　　来自多伦多的科学家通过磁共振功能成像结果断定，相比于不冥想的人，接受过冥想训练的人更不容易受到情景式悲伤的影响。换句话说，即使是最伤感的电影场景，他们也不会有太大的感触。不冥想的对照组在观看悲伤场景后，大脑默认模式网络相关区域被激活，引发自我反思和抑郁性沉思，而感知外部环境的大脑区域不再活跃。这种悲伤的向内状态在冥想者的身上明显减弱，大脑的内部网络和感知环境的外部网络的活跃水平处于平衡状态。

当然，我们也应该批判性地看待通过正念和冥想来抑制思绪游离这一过程，大脑在静息状态下的思绪盘旋并非毫无益处，新点子、创意常常由此而来。对我而言更是如此：我的灵感总是在思想恣意驰骋时迸发。我甚至敢说，人类创造力的很大一部分来源于大脑默认模式网络下的思维游荡，压抑思想世界的内在部分会阻碍创造性的想法和行为的产生。

第七章

大脑奖励机制

遗憾的是，我们身处的世界往往不是静修之地，我们必须工作，每天疲于奔命，在日常生活中不断面对新的挑战。是什么促使我们努力工作或学习、整理衣柜、为体育比赛进行训练，或者四岁时把自己的简笔画骄傲地拿给父母看？在这一切的背后，是在取得成就之后对赞美和奖励的恒久追求——奖赏形式可能表现为优异的分数、加薪、晋升、获得权力、财富和名声。

在一家德国银行的广告中，两个发小见面后分享着彰显各自地位的照片："这是我的房子、我的车、我的游艇。"奖励以被钦佩和认可的形式获得，同时大脑向我们发出信号："你做得很好，一切辛苦付出都是有意义的。"奖励和随之而来的幸福感赋予人们在日常生活中继续努力的动力和决心，激励人们不断树立新的目标并为之奋斗。

关于动力、奖励和幸福感之间的联系已有了一些心理学研究成果。例如，弗洛伊德认为，性本能有一种原发动力，他称之为"力比多"(Libido)。力比多不仅作用于性层面，在生活的各个方面都有体现，因为非性行为，如工作、经商、文化活动、体育活动，都可以被看作性能量的升华。

这种精神分析的观点可能不完全与神经生物学事实相符。根据美国心理学家莱曼·波特(Lyman Porter)和爱德华·E.劳勒(Edward E. Lawler)建立的模型[1]，动力取决于预期的个人奖励价值。外部表现形式可以是涨薪或晋升，内部表现形式为赞美和关注，内部、外部的奖励能提高人的积极性和付出的意愿。

毋庸置疑的是，动力与神经生物学的关联具有广泛的应用范围，如学前教育、职业教育、对毒瘾者进行治疗。早在磁共振成像技术出现之前，神经学家詹姆斯·奥尔兹（James Olds）和彼得·米尔纳（Peter Milner）[2]就在位于加拿大蒙特利尔的麦吉尔大学的研究实验室里发现了奖励和幸福系统。

1. 发现大脑的奖励和幸福系统

奖励系统的发现通常被认为是实验神经心理学的诞生标志。事实上的确如此，像许多伟大的发现一样，奖励系统的发现纯属偶然。实际上，那时的詹姆斯·奥尔兹还是一个新手，搞砸了小鼠实验，却误打误撞发现了奖励系统。

首先介绍一下彼得·米尔纳：他于1919年出生于英国，读的是物理学专业，在第二次世界大战期间被派到英国皇家空军担任无线电和雷达专家，之后转战蒙特利尔，参加了一项秘密的核试验计划。他的妻子布伦达是一名心理学家，给他介绍了一份麦吉尔大学心理学研究所的工作，研究人类行为和大脑结构之间的联系。作为研究室的技术人员，他研制出极为细小的针状电极和相关的记录设备，并将它们植入实验动物的大脑，以测量大脑中枢在行为实验中的活跃程度。

该研究所主要通过实验来研究睡眠—清醒周期，因为在冷战期间，西方认为苏联在审讯方法方面（如睡眠剥夺和感官剥夺）有一定的优势，西方亟须迎头赶上。感官剥夺将犯人置于与外界环境刺激长期隔绝的特殊状态，这使犯人更容易招供。在一场关于感官剥夺的研讨会上，米尔纳的上级神经学家唐纳德·赫普（Donald Hepp）说："我们在麦吉尔大学的研究一开始是围绕洗脑展开的……这种方法能够明显改变人的行为。这是怎么做到的？途径之一就是限制对象的感知能力，而这正是我们研究的重点。"[3]

在一家通过屏蔽刺激、剥夺睡眠以最大限度地操纵犯人大脑的研究所里发现了幸福系统，这是不是很讽刺吗？而且这项发现并非有意为之，纯粹是因为一个新手的失误才误打误撞发现的。

这位新手名叫詹姆斯·奥尔兹（James Olds），1922年出生于芝加哥。在波斯湾和开罗服兵役三年后，他进入波士顿的哈佛大学学习心理学。1953年，作为一名年轻的科研人员，他进入了蒙特利尔的麦吉尔大学心理学研究所。彼得·米尔纳在他的回忆录中写道：有一天，唐纳德·赫普向他介绍年轻的心理学家詹姆斯·奥尔兹，并建议奥尔兹加入米尔纳的团队。米尔纳首先递给这位新人一本老鼠大脑的解剖图册，让他全部背下来。令米尔纳吃惊的是，一周之后，奥尔兹对啮齿动物大脑结构的熟悉程度已胜于他。随后，米尔纳向奥尔兹介绍了如何在大脑的特定区域植入电极。

电极是一种被埋在脑内的细小的金属探针，借助牙科水泥固定在颅骨表面。电极通过电线连接到刺激器上，刺激器发射电脉冲，从而刺激到待探测的大脑区域，根据实验动物的行为变化推断大脑受刺激部分的功能。当时，研究所的科学家们主要关注脑干和中脑的网状系统，以便更深入地了解睡眠—清醒周期。

后来，詹姆斯·奥尔兹被允许独立进行操作。在首批实验中，他也想探测网状系统。然而（在后来才发现），实验中的电极固定得并不牢靠，探针滑落到颅骨内，击中了一个"错误"的目标。

奥尔兹惊讶地发现，在植入电极后，这只实验动物似乎完全爱上了电刺激：面对食物和电刺激的选择时，它更喜欢电刺激。在后来的一个实验中，同样预先处理好的实验动物能够通过按动杠杆自主进行电刺激。结果，它们像上瘾一样不断地按动杠杆，直到筋疲力尽，每小时的频率高达5000次以上——它们完全上了瘾，把食物和性忘到九霄云外。奥尔兹将大脑深层受到刺激的部位称为"快乐中枢"(pleasure centers) **4,5**。

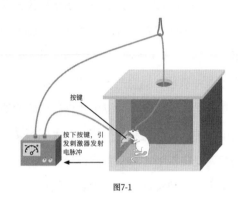

图7-1

詹姆斯·奥尔兹和彼得·米尔纳的实验装置——在实验动物大脑植入电极，通过按下按钮刺激幸福中枢。

当然，啮齿动物的大脑与人类大脑不能相提并论。作为智力和语言、思维、计划等高级功能的指挥所，人类大脑要发达得多。但是，与情感、本能/驱动行为相关的区域是进化史上非常古老的结构，口腹之欲和性欲并不是人类所特有的。因此，在这方面，人脑与鼠脑的差别并不像想象中那么大。人类大脑奖励系统的工作原理与奥尔兹博士实验室的老鼠非常相似：奖励系统带给我们幸福感，但它也可能让我们产生依赖感。

2. 中脑边缘的奖励通路：此起彼伏的幸福感和动力

奖励系统也被称为中脑边缘系统。奖励系统包括部分大脑皮层、大脑内部的基底神经节，此外还有前额叶、眶额皮层以及部分颞叶（主要是记忆中枢海马体和前扣带皮层）；在大脑深处的皮质下，发挥主要作用的是杏仁核、伏隔核、前苍白球和脑干的中脑腹侧被盖区。这条环路依靠神经递质多巴胺运转，所以多巴胺也被称为幸福荷尔蒙。

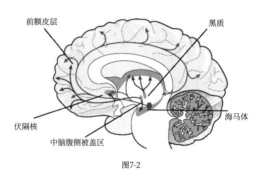

图7-2

奖励系统主要组成——中脑腹侧被盖区、海马体、前额皮层、伏隔核。大脑半球内部结构图。

3. 奖励系统核心：中脑腹侧被盖区

奖励系统的重要部分是位于脑干的中脑腹侧被盖区

(VTA)，也就是年轻的詹姆斯·奥尔兹在实验中无意滑落电极刺激到的老鼠的神经核团处。中脑腹侧被盖区接收来自前额皮层（负责情绪判定）、丘脑（感官刺激通路）和边缘系统其他部分的冲动，然后再将冲动传导至奖励系统的核心区域。

奖励机制是如何运作的呢？举例来说，会议桌上有一块巧克力，海马体的记忆库发出信号：你以前见过它，回想一下，它很好吃。快，拿起来！你把巧克力塞进嘴里，香甜的可可味道在舌尖蔓延，你咽下了这份甜蜜。大脑接收到信号：哇！好久都没有经历如此美好的事了，你理所当然地感到幸福！如果是不喜欢巧克力的人，也可以用烤肠或者红酒代替。巧克力、香肠、红酒带来的正向体验会储存在你的记忆中，当再次见到这些美食时，记忆信号会激励你大快朵颐。你从此挥别了曼妙的身材！

中脑腹侧被盖区不仅是幸福感的保证，也是成瘾症的温床，例如毒瘾，即可卡因、海洛因或者其他毒品可以直接刺激中脑腹侧被盖区，产生令人幸福的幻觉。

在神经学英文文献中，"快乐"(pleasure) 和"幸福"(happiness) 这两个词都会用到。快乐表达的是某个时刻的愉悦状态，而幸福描述的是一种持续的、更持久的快乐和满足感。然而，丹麦神经学家、幸福学家莫顿·克林巴赫 (Morton

Kringelbach）认为，对于大脑而言，食物与性爱带来的本能满足与实现抽象目标（如财富、社会声望、完成艺术作品）带来的幸福感并无二致 [6]。无论你是吃了一块（或一整板）巧克力，还是当选了体育俱乐部主席，对大脑来说完全没有区别：相关大脑中枢的协同方式是一致的，你得到了幸福感的奖励，并立即产生了要重复这一奖励时刻的欲望。

中脑边缘系统通过这种方式激励我们了解新事物，刺激我们不断行动和尝试，以求再次体验奖励和幸福的感觉。它是我们行为的发动机和驱动器，强大得令人难以置信。在它的作用下，我们所获悉和所追求的一切都是为了能够获得预期的奖励。

每个人都有预判的能力，也可以决定自己接下来的行动。我们总会考量、评估一个行为的各种可能性及其带来的预期价值，在思考过程中试图优化预期利益。在经济领域中，考虑的是交易的成本、收益；在人际交往领域，考虑的是预期的快乐，有时是实现更高层次的情感目标，如财务安全、有人为你熨好衬衫、与别人一起参观博物馆等。毫无疑问的是，一切行为旨在获得奖励，一切感受由奖励系统负责。

当人们期待获得一大笔财富时，大脑中会发生什么？加州斯坦福大学的布莱恩·科诺森（Brian Knutson）对此进行了研究[7]。关键词：彩票撞大运。但实验中没有真正的彩票。实验前，受试者被告知，在没有出错的情况下，如果他们能尽快对出现在视野中的人物图像做出反应，就可以赢钱。实验过程就像射击游戏或球类游戏，目标一旦出现就瞄准，然后按下按钮——击中或脱靶：击中加钱，脱靶扣钱。在这一场景中，预期价值可能不断升高。参与这一过程的大脑区域在磁共振图像中显示为黄色和红色，这些区域分别是前额皮层中部、基底神经节的前部和伏隔核。有趣的是，游戏中涉及的金额越高，相关区域的活跃程度就越强。

最近的研究表明，基底神经节的前部在奖励系统的神经网络中发挥尤为重要的作用，是产生和保持动力的核心。正如哈伯 (Haber) 和科诺森在一篇概述中提到[8]的，基底神经节是那些与目标导向行为、情绪和动机有关的大脑功能的核心中转站。

第八章

幸福感的毁灭

1. 安东尼奥·埃加斯·莫尼兹

人们会认为，医生应当把人们的幸福挂在心上，并在工作中致力于提升人们的幸福感。但不幸的是，情况并非总是如此，有时医生甚至会毁掉一个人的幸福。

安东尼奥·埃加斯·莫尼兹（António Cae-tanode Abreu Freire Egas Moniz）于81岁逝世，他的一生跌宕起伏。他是里斯本大学的神经学教授，同时也是一位颇具声望的政治家。他最大的成就是1949年被授予诺贝尔医学奖。就这样，不甘于平庸、充满抱负、追求名望的他，实现了自己真正的目标。

后来，关于他的传记和论文不下几十篇，里斯本的几条街道和一个广场都以他的名字命名，里斯本大学医学院前竖立着他的纪念碑。然而，他的研究成果饱受争议。作为精神外科之父，他至今既受尊崇又受诟病，甚至有人要求剥夺其荣获的诺贝尔奖。

莫尼兹出身于乡绅家庭，在耶稣会寄宿学校接受教育，后来在葡萄牙科英布拉大学学习医学。他的博士论文题目是《性生活的生理学》，这在当时是一个罕见且引发争议的话题。由于包含同性恋等让人出乎意料的内容，这篇论文一经发表便十分畅销，总计印刷了19次，最终被当局勒令禁止印刷。然而，这篇论文仍然在市场上变相流通，因为医生可以以医学理由要求查阅它，就像开处方药一样。

完成学业后，莫尼兹受训成为一名神经科医生，随后成了一名讲师，自1911年起就任里斯本大学神经学教授。他被公认为杰出的、极具说服力的演说家，其演讲令听众为之着迷。尽管他是一位神经学家，但他不仅对脑功能感兴趣，也对20世纪初动荡的政治局势颇为关注。事实上，毕业不久，他就被选为国家议会议员。当时的葡萄牙政局正值风云变幻之际，1910年，葡萄牙国王曼努埃尔二世遭到废黜，共和国政府成立。神经学家莫尼兹在其中发挥了不小的作用，甚至建立了自己的"中间派"政党，并产生了越来越大的政治影响力。1917年，他成为新成立的葡萄牙共和国驻西班牙的首位大使，1918年到1919年担任葡萄牙外交部长。在第一次世界大战结束后，他率领葡萄牙代表团参加了巴黎和会。

而在神经学方面，莫尼兹被认为是脑血管造影术之父。脑血管造影术是一种提供大脑内部动脉、静脉影像的技术。如今这项技术更加发达、便捷，医生若想要了解患者大脑的情况，只需要让患者躺在检查仪器上，通过磁共振检查或CT扫描就可以清楚地检测出脑瘤、脓肿和脑梗死。

50年前还没有这些先进技术。举例来说，为了诊断脑瘤，必须进行动脉造影，这在当时是一种危险的方法——从颈动脉处插入导管，并注入造影剂，同时拍摄一系列头部X光片，记录造影剂在脑动脉中的分布。以中风为例，通过这种方式可以检测到某条脑血管的堵塞情况。如果是脑瘤，由于其生长速度快于正常脑组织，该处的血流更加丰富，导致造影剂含量更高，在X光片上显示为灰色雾状区域，血管被挤向一侧。这一切诊断只有通过大脑血液循环可视化才能实现。在这个领域，莫尼兹是首位摘取成功果实的人，他先是用狗做实验，然后将这项技术运用到人的身上。毫无疑问，这是一项创举。

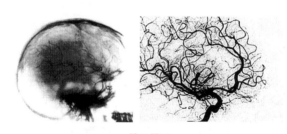

图8-1,图8-2

（图8-1）1927年6月28日，莫尼兹进行了第一次人体脑动脉造影。他将25%的碘化钠溶液注入一位20岁的脑垂体肿瘤患者的颈动脉中，你可以隐约看到一些脑动脉。图8-2采用现代血管造影，脑动脉清晰可见。

值得一提的是，莫尼兹于1949年获得诺贝尔奖并非由于脑血管造影术这项伟大的成就，而是由于他发现了"脑叶白质切除术对特定精神病的治疗价值"。作为一名神经学家，莫尼兹还致力于另一个研究领域——精神外科。这就回到了"幸福"主题，也就是我们在前文提到的，脑部手术并不总是有益于幸福的。什么是脑叶白质切除术？这是一种神经外科手术，切断丘脑和额叶之间的神经连接以及部分灰质，即大脑通路系统。脑叶白质切除意味着人为剥离大脑的一个脑叶。

或许你现在会对此愤慨不已，毕竟我们已经知道额叶，尤其是前额皮层对人类的情感体验是多么重要，动力、创意、生活的乐趣都由此产生。竟然将额叶剥离大脑？简直是自取灭亡！当然，我们也要结合历史背景再看待这种手术，莫尼兹生活的年代还没有有效的精神病药物，精神病院里满是无药可医的精神病人。他们神色癫狂、狂呼乱叫，对自己和周围的人都造成了不小的威胁。在莱比锡等地的精神病学博物馆里，仍然可以看到当时用于"禁锢"可怜的精神病人的设备：拘束服、网兜、冷水浴桶、束缚桶……由此，不难推测当时蔓延在精神病院里的恐怖和痛苦的气氛。那时，用药物进行抗精神病治疗还是天方夜谭。直到1951年，随着氯丙嗪的问世，才开启了药物对抗精神病的时代。

莫尼兹的首要目标是使精神病患者镇静下来，并使他们融入社会。在没有其他选择的情况下，他决定使用手术对其进行干预，切除大脑中引起躁狂和攻击的区域。大部分被进行手术干预的部位是额叶，因为额叶负责控制冲动，避免我们做出危险行为。然而莫尼兹和他的追随者并没有将干预措施限制在出于安全原因必须镇静下来的患者身上，而是任意且无节制地扩大了手术对象的范围，例如抑郁症患者、强迫性神经症患者和富于攻击性的儿童。

起初，莫尼兹用插管将酒精注入额叶白质，旨在通过酒精的腐蚀作用来破坏神经通路。但是，由于这种方法精度太低，莫尼兹又开发出被称为"脑白质切断器"的专用手术刀，其外形像一把刻刀，配有一个短而窄的刀片。脑白质切断器通过皮肤上的一个切口和一个颅骨的钻孔深入大脑前部，然后通过从右到左的运动，切断通往额叶的通路。

额叶承载着人类特有属性，把人类与动物区分开来。从这一点可以说脑叶白质切除术使人进入了一种非人类的动物状态。

脑叶白质切除术给人类带来了性格上的变化，使其行为动力和情绪受到影响，术后患者变得安静和呆滞。在引入抗精神病药物治疗之前，这是精神病医院想达到的首要目标。在偌大的"疯人院"里（精神病医院当时被称为疯人院），主要通过对病人注射镇静剂来使其安静下来，这也解释了为何莫尼兹的方法在当时受到了高度推崇，但其后果是严重地摧毁了病患的人格。

莫尼兹主要对患有慢性精神疾病的患者进行手术，但也包含部分因受到命运打击而失去心理平衡的患者，比如某些抑郁症患者。莫尼兹确信，他的方法不仅适用于躁狂症，也适用于其他疾病。虽然做了很多次切除术，但是他对病人的命运和手术结果竟然毫不关心。

以下莫尼兹的手术患者病例引自莱纳·福特纳（Rainer Fortner）的博士论文[1]。首先是一位焦虑抑郁症患者：这位59岁的寡妇于1935年11月16日因上述诊断被送入里斯本的米格尔·邦巴达医院精神科。她一共怀孕8次，其中3次是死胎。她眼睁睁地看着她的一个孩子在患病3周后死去，从而引发了焦虑抑郁症。根据病历，39岁时她曾因情绪低落卧床6个月，并放弃了她的工作。她总是自怨自艾。在进入精神病院后，她被选中接受脑叶切除手术。与其他患者一样，可以手术的诊断在病历中并没有记录。第二天，手术将在全身麻醉下进行，但病人非常躁怒，在术前扯掉了用于麻醉的输液针。手术只能改用局部麻醉剂奴夫卡因，莫尼兹在病例中写道，病人对这种麻醉剂的耐受性相当好。在切断器作用的那一刻，病人痛苦地大叫起来。在这场手术中，切断器只做了两个切口。

术后病人一度平静温顺，但接下来她开始发烧，体温高达39摄氏度，她声称自己不在医院，而在一个不断有人被杀害的房子里，她已经"死"了2次，但痛苦没有停止。直到第二天，她情绪仍然非常激动，医生给她注射了鸦片和镇静剂。莫尼兹想要再次对她进行手术，但接下来的几天里，她的情绪渐趋平和。令人惊讶的是，对病人的最后一次观察停留在手术后第七天。莫尼兹认为她已经痊愈，将她送出了精神病院。

另一位患者患有恐怖性神经症。她是一个31岁的已婚妇女，自1934年11月以来一直饱受抑郁症的折磨。病症起源于她与佣人发生争吵，事后她很后悔，并自责不已。此外，她还有"心恐惧"和时不时的头痛。"心恐惧"这个概念现在已经不常出现，取而代之的是焦虑性神经症。她来到圣马尔塔医院寻求心理治疗。由于心理治疗效果相当不错，她被认定为治愈并被准许出院。1935年，她因再次犯病求诊于莫尼兹。莫尼兹首先尝试了手术之外的疗法，包括当时新出现的"电疗"。她的情况没有得到改善，而且莫尼兹在当时迫切需要更多的患者来进行手术试验，于是他推荐了自己的"新疗法"，并担保这对患者没有任何坏处，且会改善她的焦虑症状。

手术于1935年12月30日在局部麻醉下进行，患者抱怨在注射酒精的时候太痛了。三天后，患者出院。后续没有任何记录。

仅仅通过这两个例子就足以了解莫尼兹基本上是在随意挑选接受手术的病人，术后脑白质的情况如何大概率也是听天由命，并且没有对病人进行系统的后续跟踪。

2. 无情的家族首领

脑叶白质切除术常常带来灾难性的后果，其中最出名的受害者来自著名的肯尼迪家族。在美国前总统唐纳德·特朗普（Donald Trump）的时代，人们会有这样的印象：不只是这个人，而是他的整个家族都处于权力旋涡之中。其实，这在美国历史上并不鲜见。约瑟夫·肯尼迪（Joseph Kennedy）是豪门望族肯尼迪家族的首领，他是个极端保守主义者，希望按照个人意愿来统治美国，并且坚守原则，丝毫无法撼动。他和妻子伊丽莎白（Elisabeth）有9个孩子，包括曾任美国总统的约翰·肯尼迪（John Kennedy）、曾任司法部长的罗伯特·肯尼迪（Robert Kennedy），以及常年担任马萨诸塞州（Massachusetts）参议员的爱德华·肯尼迪（Edward Kennedy）。

然而，肯尼迪家族中有一位成员常常被遗忘——罗斯玛丽·肯尼迪[2] (Rosemary Kennedy)，甚至在很长一段时间内，她的存在都是一个秘密。肯尼迪家族极其注重个人成就，孩子必须聪明伶俐，而罗斯玛丽却并不符合家族标准。她有阅读和拼写障碍，在学校里很难跟上课程。可是她喜欢去看戏剧和歌剧表演，据说她的性格十分开朗、讨人喜欢，但这些在她的父亲约瑟夫眼里毫无用处。罗斯玛丽渐渐长大成人，她严厉的父亲（本身也是一个浪荡的"情圣"）越来越担心男人们对他的女儿感兴趣，害怕私生子会令整个家族的声誉蒙羞。

为了防患于未然，他左思右想，在偶然得知了脑叶白质切除术（这在当时被认为是一种无害的手术）之后，肯尼迪对这种手术很感兴趣。他希望手术可以抑制女儿活泼好动的性格，并向沃尔特·杰克逊·弗里曼（Walter Jackson Freeman）医生寻求建议。作为"切除术信徒"，弗里曼的名声并不好。弗里曼在他的职业生涯中曾对3000多名病人进行过这种致残手术，将幸福通路以及产生驱动力、创造力的回路与大脑的其他部分隔断。为了简单起见，弗里曼使用了一种冰锥，他不再需要钻开厚重的颅骨，而是将尖针经由眼球和眼眶之间的眼窝直接插入前脑，然后操纵尖针进行两次垂直运动，切断前脑与其他神经系统的连接。他有时甚至会在自己的办公室或出诊时直接在病人的厨房桌子上进行手术。

他既不需要无菌手套，也不需要口罩或手术服，因为一切都要速战速决。

在没有通知妻子的情况下，约瑟夫·肯尼迪决定让罗斯玛丽接受手术。最终，1941年11月，弗里曼和他的同事詹姆斯·沃茨 (James Watts) 给肯尼迪的女儿做了脑叶白质切除术。在局部麻醉下，他们用尖针切断了通往额叶的神经纤维。

手术的结果非常糟糕，罗斯玛丽在术后既不能行走也不能说话。直到多年后，她才恢复了部分身体功能。据推测，在对罗斯玛丽的大脑进行盲目探查的过程中，弗里曼伤到了一条脑动脉，导致手术部位脑出血，这是这种手术的一种常见并发症。

手术之后，重度残疾的罗斯玛丽被安置或者说是被藏在疗养院里，她先是住在纽约附近，然后转到威斯康星州住了57年，尽可能地远离光鲜亮丽的肯尼迪家族，毕竟她的存在"只会阻挡家族首领实现自己的雄伟大计"³。据称，连美国联邦调查局 (FBI) 都不知道总统的妹妹身在何处。几十年后，在约瑟夫·肯尼迪本人因中风坐上了轮椅之后，家族才与被抛弃的女儿关系亲密了一些。当罗斯玛丽的母亲罗斯·肯尼迪 (Rose Kennedy) 在20多年后第一次到疗养院看望女儿时，残疾的女儿情绪失控了，她愤怒地对她的母亲大打出手。2005年1月7日，在疗养院度过了60多年后，脑叶白质切除术的受害者罗斯玛丽·肯尼迪去世，享年86岁。而许多受害者至今仍不为人所知。

后来，抗精神病药物逐步被研发出来。有了药物的帮助，精神病症状中的幻觉和妄想得到了抑制，躁狂、喊叫的病人得以镇静，切除术不再受到追捧。万幸的是，脑叶白质切除术的时代终于画上了句号。

回过头来看，脑叶白质切除术是对人类的一种摧残，尽管当时它可能在少数无法治愈的精神病患者身上发挥了疗效。几十年来，这种手术能够使患者恢复镇静，但却剥夺他们的幸福感、自主性和人性，这种行为必须被加以定罪，而不是被授予诺贝尔奖。

如果你想进一步了解当时的精神病院，建议读一读肯·克西（Ken Kesey）的小说《飞越疯人院》（One Flew Over the Cuckoo's Nest）[4]。这本书后来被拍成电影，由杰克·尼科尔森（Jack Nicholson）主演。这部小说引发了社会大众的激烈讨论，这种情况实属罕见。该书非常生动地描述了在美国的一家精神病院里，除了电休克疗法之外，医生还经常使用脑叶白质切除术来维持纪律，使不听管教的"囚犯"保持安静。小说和电影引发了社会对精神病院患者命运的广泛讨论，并使脑叶白质切除术从精神外科的手术列表中被取消。

然而，这并不意味着精神外科手术的结束。恰恰相反，今天，人们不再鲁莽地用锋利的工具在大脑中进行切割，而是改用了更加精细和有针对性的干预术。例如，现在可以通过脑立体定位技术对患有抑郁症或强迫症的病人进行专项治疗。

3. 何为脑立体定向技术？

脑立体定位技术是一种治疗脑内疾病的微创手术，将导针插入预先通过计算机断层扫描精准定位的病灶区域对脑病进行治疗。这种技术将脑定位的精确度提高到微米级别。

患者头部被固定在一个框架内，为了使之牢固，固定钉需要穿过头皮在颅骨上钉紧。可怕的是，患者在手术过程中神智是清醒的。大脑神经组织无痛感，所以患者感觉不到发生在脑组织内的切割和刺痛，手术可以在病人完全清醒的情况下进行。这样做的好处是，患者可以在手术过程中告知医生，位于病灶区域的脑区，例如负责语言、视觉或计算的脑区是否在无意中受到干扰。这时，医生可以马上调整操作，从而大大降低造成大脑永久性损害的风险。当然，在固定头部的同时要保持清醒，还要躺着不动，这使得病人会面临巨大的压力，毕竟大脑立体定向手术时间可能长达6到10个小时。

有一位特发性震颤患者，她接受了脑立体定向手术并被植入脑起搏器。在查房时，我询问她对于清醒状态下的手术有什么感受。这位58岁的患者瞪大眼睛说："太恐怖了！躺在那里，一动不动。我只盼望能够摆脱这该死的震颤，好好活着。"

特发性震颤是一种运动障碍，多表现为手部颤抖，当然也有腿部或头部的颤抖。症状通常较为轻微，可以通过药物治疗，大多数患者对β受体阻断剂反应良好。但也有一些可怜的患者震颤严重，已经影响到日常生活。这位患者在手术前说："我已经不能喝汤了，汤总是从勺子里洒出来；咖啡聚会我也不去了，因为把咖啡杯端到嘴边时，我颤抖得越来越厉害。大家还以为我染上了酒瘾！"

术后，我对这位患者说"请您举起手来"，她手指微张，轻微地颤抖着，脑起搏器显然发挥了作用。在震颤严重的情况下，脑起搏器可以很好地控制手部震颤。电极以0.01毫米的精度被植入丘脑腹中间核，通过固定频率的持续电刺激抑制导致肌肉颤抖的异常神经信号。这种方法也被称为脑深部电刺激疗法，最常用于治疗对药物不再有反应的帕金森病患者。来自德国吉森的社会学教授赫尔穆特·杜比尔（Helmut Dubiel）患有帕金森病，他曾接受过立体定向手术，他在其著作《大脑深处》(Tief im Hirn) 中对手术经历的描述令人印象深刻[5]："手术无比艰难，持续了10个小时之久。最难的部分是在我完全清醒的状态下对头部钻孔，那一定很可怕，但我几乎记不清了。"

如今，脑立体定向技术主要有三种临床应用。第一种，在头部占位性病变不明确的情况下，对脑肿瘤进行立体定向穿刺，以达到诊断的目的。在立体定向技术的帮助下，医生取出病变组织，在显微镜下用特殊的染色方法进行检查，以明确送检标本是肿瘤、炎症还是其他病变。

第二种，立体定向切除术。通过高温或辐射定向损毁大脑特定区域，例如双侧扣带回切开术[6]。前文中提到，扣带回为带状脑沟，左右环绕胼胝体，是幸福和奖励系统的组成部分。它负责处理负面经历，帮助我们制订计划以达成预期效果。此外，扣带回与我们的动力、意愿以及对环境的兴趣有所关联。我是坐在沙发上看电视剧《友谊至上》(In aller Freundschaft) 第1001集，还是去健身房，然后再和朋友去酒吧喝啤酒？问问你的扣带回，因为它在你的决策过程中起着举足轻重的作用。

第三种也是最有用的一种，后文会专门阐述。

长期以来，人们认为立体定向破坏扣带回的手术对治疗抑郁症有帮助。然而，这种想法尚未得到证实。但是，这种手术对强迫症患者大有裨益[7]。

强迫症的脑部手术，那不是用大炮打麻雀吗？在某种程度上是这样的，毕竟人人都或多或少有些强迫症。我的母亲和某些人一再告诉我："秩序是生命的一半。"我们每个人都经常伴有轻微的强迫症：电磁炉真的被关掉了吗？门锁了吗？报警器开着吗？

当然，真正的强迫症是一种可怕的病症，人们会伤害自己。例如，洁癖强迫症患者经常洗手，会洗到皮肤破损，或者由于其他仪式化的强迫行为，他们无法正常地工作和生活。

据称，双侧扣带回切开术有助于治疗强迫症，在斯堪的纳维亚半岛和美国一直有着广泛的运用。然而，目前这种治疗手段的有效性仍然没有找到明确的科学依据。因此，德国的《强迫症诊疗指南》[8]并未推荐这种方法，原文如下："对目前的结果进行评估是非常困难的：没有统一的选择标准，病变程度不一，在某些情况下需要进行二次手术……对于驱动力受损、精神不振、体重猛增等副作用研究不足，因此无法做出一般性推荐。对于严重的强迫症来说，情况也是如此。"

来自汉堡的乌尔里希·埃尔巴德 (Ulrich Ehebald) 医生[9]在《德国医学周刊》(Deutsches Ärzteblatt) 上就此发表了一篇备受关注

的文章。他认为，普遍看来，神经外科正在加速向神经疾病领域推进，即便有些精神疾病并非由于大脑功能紊乱而是生活经历造成的，但其也"悄悄地"对这种疾病进行了立体定向手术。这意味着，从神经生理学角度看，这些中枢神经系统的病症并没有手术指征。换句话说，许多精神疾病并非源于大脑缺陷。这就是为什么埃尔巴德认为只有在没有其他办法的情况下才可以考虑手术。

新闻杂志《明镜周刊》**10** (*Der Spiegel*) 在 1975 年的一篇文章中指出，神经外科医生还敢于对"同性恋、自杀倾向者、有广场恐惧症的男性、有家务强迫症的家庭主妇、臭名昭著的赌徒、花痴症患者"进行脑立体定向手术：可以用导针来消除大脑中的痉挛和强迫症。来自哥廷根的神经外科医生弗里茨·道格拉斯·罗德 (Fritz Douglas Roeder) 声称，即使是"吸毒者和迷幻药吸食者的瘾症也可以通过手术获得康复"。

这份精神外科手术干预的适应症清单令人吃惊，因为它与巡诊开展脑叶白质切除术的弗里曼认为的适用于冰锥疗法的一系列精神疾病、个体特质几乎完全相同。而且，罗德确实给同性恋者做了脑立体定向手术，以纠正所谓的"误入歧途"的性取向。直到 20 世纪 70 年代，精神外科手术有时也被用于强奸犯、恋童癖者和露阴癖者等。直到

1978年，德国联邦卫生部成立的关于"脑立体定向手术治疗偏差性行为"的委员会才对该领域的手术干预做出明确限制。

4. 脑部电疗

脑立体定向手术的第三个可能也是最有用的应用领域是之前提到的脑部电疗，即脑深部电刺激（deep brain stimulation）。这是立体定向手术的进一步发展，常用于治疗帕金森病等病症，一般也被称为脑起搏器手术。这是一种新兴的神经外科手术——将直径为1.3毫米的电极植入大脑深处的目标区域。对于帕金森病患者，一般根据其症状将电极植入黑质或基底神经节区域，将脑起搏器植入锁骨下方，使电极与脑起搏器通过电线相连。当刺激器启动时，电脉冲通过探针被传递到大脑的目标区域。

对于脑起搏器为何以及如何发挥作用，目前还没有完全解释清楚。可以肯定的是，对大脑目标区域的持续电刺激对位于那里的神经元有抑制作用，因此过度兴奋的通路被关闭，神经网络更好地运转。其效果是惊人的：之前完全僵直、动弹不得的病人在起搏器开启后可以正常活动和行走，肢体震颤也会消失。在大多数情况下，患者对这种植入神经网络的干预有很好的耐受性，并且这种操作具备可逆性，即在任何时候只要稍加干预就可以再次移除电极。

脑深部电刺激对90%的帕金森病患者产生了积极疗效。但是要注意的是，少数病人在接受脑深部电刺激后精神状态发生了变化，主要表现为过度狂躁，如多言癖（讲话滔滔不绝）、批判能力下降、具有攻击性和性欲亢奋；也有部分病人会变得冷漠或抑郁[11]。

法国神经学家米格尔·乌拉[12]（Miguel Ulla）描述过一个55岁的患者：她患帕金森病多年，即使是采用药物治疗也收效甚微，于是医生通过在丘脑底核植入电极，对患者进行脑深部电刺激治疗。尽管帕金森病的症状得到了很大改善，但患者性格大变，出现了思维跳跃、注意力不集中、多语等行为。患者不停地谈论各种毫无关联的话题，身体动来动去。换句话说，这是明显的躁狂症表现。然而，幸运的是，通过调整电刺激参数就可以消除这些症状。

总体来说，大脑是一个网络，不仅控制单一功能，如运动机能或感官印象，还控制总体的精神活动。神经外科干预是否以及如何影响大脑精神活动，我们几乎无法预测。因此，在确定脑深部电刺激的适应症时，必须始终考量患者精神状态变化的可能性，并且必须评估相应的收益风险比。

5. 脑起搏器治疗抑郁

让我们回想一下心理学家詹姆斯·奥尔兹的小鼠实验：为了获得持久的幸福感，小鼠不停地通过头部的电极进行自我刺激。它按动小杠杆，所引发的电脉冲直接传入腹侧被盖区，即奖励系统的组成部分。腹侧被盖区与伏隔核之间的神经通路极为重要，伏隔核负责调节幸福递质多巴胺的释放，在体验到成功或幸福的时候被激活。因此，奥尔兹实验小鼠的大脑里充盈着在多巴胺刺激下的幸福感。

那么，我们不禁要问：脑深部电刺激是否可以用来刺激奖励系统？这不正是治疗抑郁症和不幸福感的完美方法吗？回答必然是肯定的。2006年，德国科隆大学沃尔克·斯图姆（Volker Sturm）领导的立体定向团队发表了一项有关对伏隔核进行电刺激的研究结果[13]。三位重度抑郁症患者在药物治疗、心理治疗都无效后，对其伏隔核处进行电刺激，情绪明显好转，且通过标准化的心理测试得到了证实。然而，当刺激器关闭后，抑郁症状再次出现。

此后，出现大量关于通过脑部电刺激治疗抑郁症的报告和研究。抑郁症仍然是最常见的精神疾病，具体表现为情绪低落、缺乏动力、做事提不起兴趣。心理治疗、药物治疗对一些重度抑郁症都无济于事，在这种情况下，脑深

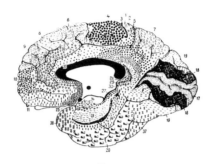

图8-3

布罗德曼25区,也被称为膝下扣带回(area sublingualis)。前部称为Cg25,参与抑郁产生,睡眠、食欲、性欲、幸福感的调节。

部电刺激可能会发挥作用。接受伏隔核刺激治疗的12个月后,患者的愉悦经历,如去电影院观影、朋友聚会或者家庭联络仍保持显著增加的趋势。由此看来,刺激伏隔核可以重建奖励系统和额叶皮层之间的平衡。刺激主要作用于膝下扣带区(area sublingualis),它位于胼胝体下方,是积极体验的关键区域,也负责调节睡眠、食欲、性欲和愉悦感。在重度抑郁症下,它在过度活跃的同时受到阻碍,是脑深部电刺激的一个有利目标。多伦多大学的海伦·梅伯格(Helen Mayberg)和一组神经外科医生给六位对任何其他治疗都没有反应的重度抑郁症患者的膝下扣带区(Cg25)放置了电极,并给予持续电刺激[14]。其效果是显著的:六位患者状况均明显有所改善。在一年后的随访检查中,这种情况仍然保持稳定。毫无疑问，这个结果令人欣喜。然而，脑深部电刺激疗法尚处于研究阶段。在世界范围内截止到目前（2017年2月），只有140份以这种方式刺激抑郁症患者的报告被发表。至今，这种疗法正在特定的研究中心通过对照试验进一步研究。

6. 脑深部电刺激和强迫症

据说医生们很少登录聊天室，尤其是患者聚在一起讨论病情的聊天室，但是，在聊天室里经常会遇到非常生动且直观的病例。在一个分享脑深部电刺激经历的患者聊天室里，一名50岁的男子描述了自身经历。他14岁患上强迫症，起初表现为入睡困难，逐渐发展为反复检查一切，以及产生强迫思维和强迫行为。"我再也不能跑步了，早上要用一个多小时才能穿好衣服，因为一切都必须在没有'错误念头'的前提下才能完成。我每天被强迫症折磨18到20个小时。举个例子，步行200米后，中途我会停下或者折返50来次。早上换衣服去上班，有时候我得穿脱20次。有时候我会觉得几乎没有能吃的食物。"

患者描述的这种恶劣状态无疑扰乱了他的正常生活。据统计，2%的人患有不同程度的长期或暂时性强迫症。

通过与患者的交谈，我们了解到强迫症的一些症状：主要是强迫自己的思维和行为，部分固化成标准程序。据推测，神经学层面的病因在于大脑皮层、处理敏感刺激的丘脑、基底神经节之间的功能回路出现紊乱。大多数强迫症患者可以通过药物治疗与行为治疗相结合的方式来进行治疗，但是有些病人的疗效不明显，而且病情严重，几乎无法正常生活。

之前我们提过，在这种情况下可以考虑使用脑深部电刺激术。在美国，这种疗法已经得到相关卫生部门的认可。令人惊讶的是，强迫症与帕金森病的靶点区域相同，即丘脑底核[15]。

聊天室的这位患者描述了他术后的情况："首先，我可以吃东西了。我也可以看电视了，以前一看电视节目我就会产生自我强迫的念头。为了摆脱在公共道路上的一些反复行为，我花了不少时间。最奇怪的是，生活里有些事情在相对较短的时间里 (有的在几周以内) 就不再受强迫症干扰，但是有些事情仍旧受到强迫症的影响。"他继续写道："经常有人问我，我的性格是否在术后有所改变，对此我可以给出一个否认的答复。就我的现状来说，摆脱强迫症的程度达到75%。"

手术不是万能的，症状的相关改善需要花费大量的时间和精力，最终效果如何，还需要更多的病例来佐证。但毫无疑问的是，只有在其他治疗方案无效的基础上才可以考虑脑立体定向手术。鉴于强迫症在人群中的发病概率，立体定向手术只能在病情严重的情况下才能被纳入考虑范围。

7. 脑深部电刺激治疗酒精依赖？

脑深部电刺激也有望治疗其他疾病。2009年，神经学家汉乔·海因策 (Hajo Heinze) 领导团队发表了第一份关于脑深部电刺激治疗慢性酒精中毒的报告[16]。海因策团队将脑起搏器植入五名重度酒瘾患者的脑内，靶点是幸福和奖励系统的主要节点——伏隔核。五位患者症状均有所改善，特别是对酒精的依赖程度减弱了，其中两名患者在治疗五年后未再犯酒瘾。

如果脑深部电刺激对治疗酒瘾有效，那么也应该适用于其他瘾症，如海洛因成瘾。在这一方面，已取得了一些积极成果，但是尚无定论。在2016年11月德意志广播电台的节目中[17]，精神病学家、立体定向专家恩斯特·库恩 (Ernst Kuhn) 发言说："一位患者因精神疾病接受伏隔核刺激治疗，后来我们意外发现，尽管他的瘾症并未根除，但是已经得到了改善。然而，其原本的精神疾病并未好转。这引发我们的思考：脑深部电刺激是否可以影响成瘾行为？然而，脑电刺激自此以后只被用于少数海洛因或酒精成瘾患者，这种治疗方法的有效性和对其的长期评估尚处于研究阶段。"

尽管人们对脑深部电刺激的潜力欣喜不已，但也应该牢记一点：脑深部电刺激是对大脑的干预，可能改变患者性格。荷兰医学伦理学家马阿特耶·舍默 (Maartje Schermer) [18] 呼吁我们对此应该采取谨慎的态度，最重要的是权衡手术的潜在益处和风险，而且必须始终尊重患者本人的决定。务必在综合考虑所有的社会心理因素的前提下选择手术病人，并且必须详尽告知病人及其亲属术后可能的精神影响。

关于饱受争议的脑深部电刺激，西班牙裔美国神经外科医生何塞·曼努埃尔·罗德里格斯·德尔加多 (1915—2011 年, José Manuel Rodríguez Delgado) 被认为是脑电极植入先驱、脑深部电刺激之父，他曾担任耶鲁大学、马德里自治大学的神经生理学教授。起初，他用狗和猫来做实验。1963 年，他做过一项实验，这项实验使他闻名于世。他登上了美国最有影响力的报纸头版，而且是以神经学家的身份！他将一个电极植入公牛的脑中，并在科尔多瓦附近的一个训练场上，用红布刺激公牛，使其发怒。那头长着尖角、身形庞大的公牛向他冲去。然而，这位外形瘦弱的科学家平静地站在原地，表现得毫不畏惧。当脱缰的公牛离他不足十米远时，德尔加多放下红布，按下无线电装置的按钮，该装置通过天线与公牛大脑基底神经节区域的探针相连。突然，公牛在奔跑途中停了下来，在德尔加多面前仿佛扎了根，随后平静地转身离开了。

德尔加多做了大量脑电刺激实验，首先是在动物身上，后来也在患有各种精神疾病的患者身上实验。他在患者身上植入外部可控的电极，从而能够操纵患者的行为。德尔加多在其著作《心理的物理控制》[19] (*Physical Control of the Mind*) 中提到，他的方法始终考虑到人类的行为与文明的进步；通过头部植入电极，人与人之间的冲突和攻击可以很容易地从外部控制。德尔加多的实验饱受争议，由此引发了一场严肃的讨论，即神经医学能否真的影响政治对手的行为或同性恋者的性取向等，而这无疑是对人类自主性的非人道干涉。

虽然观点不一，但围绕脑深部电刺激的研究仍在继续，发展也在继续——希望不要重蹈当年脑叶白质切除术的覆辙。对患者大脑采取干预措施时必须时刻考虑到可能出现的问题，并由伦理委员会对其进行监督。当然，立体定向治疗帕金森病的例子表明，许多病人可以从这种耗费庞大的手术方法中获益，他们的生活质量将得到明显的改善。

第九章

健脑饮食还是乐趣饮食？

"我们一直都这么胖。英格姨妈个头不高，只有162厘米，但是年轻时体重足足有150千克；我姐姐坐飞机时都需要订加宽座位，为此她还购买了一张额外的保险卡。而我呢？尽管我算是个成功的商人，但是在我坐下工作时满脑子想的都是吃的。我总打趣说，如果我把所有想吃的都吃个遍的话，恐怕得抬着我出门了。"

这是许多来做年度体检的重度肥胖症患者的写照，他们外套里面的衬衫总是绷得紧紧的，皮带上方勒着个大肚子。

按照德国营养学会的分级，体重指数 (body mass index, BMI) [1] 超过30即属于肥胖，即病理性超重，其主要原因是食用快餐类的高热量食物，以及过度摄入酒精和含糖软饮料。

如今，这三种诱惑在日常生活中随处可见，我们必须学会如何抵制诱惑。虽然这并不容易，尤其是在人们对快餐和垃圾食品的实际危害性仍然知之甚少的情况下。

如果你想全面了解这种危害性，我推荐记者兼纪录片导演摩根·史柏路克 (Morgan Spurluck) 的电影《麦胖报告》(Super Size Me) ¹。在这部影片中，史柏路克测试了快餐对自己身体的影响。在该实验中，他一日三餐每顿都摄入超大分量的高热量快餐，并用影片记录下自己增肥的全过程 (快餐均从某

---

[1]　体重千克数除以身高米数的平方。——译者注

知名快餐店购入，该实验请勿模仿）。

在拍摄过程中，史柏路克的健康状况迅速恶化。他在30天内增重13公斤，而且出现了肝脏衰竭现象。他不再热爱生活，情绪变得敏感易怒，同时出现了抑郁状态。实验完成后，史柏路克花了6个多月的时间才恢复到原来的体重。简而言之：在镜头前，快餐把史柏路克变成了一个抑郁的胖子。

汉堡包、炸鸡和奶昔除了引发肥胖外，还会导致易怒和抑郁。虽然该结论尚未得到普及，但已得到科学研究证明。

1993年，美国国立心脏、肺和血液学研究所 (National Heart, Lung, and Blood Institute NHLBI) 开展了一项关于妇女健康的全面研究。93676名不同职业、社会地位的女性定期接受健康问卷调查，以便研究相关疾病的病因和病程[2]。

问卷也包含对饮食习惯的调查。根据问卷信息，科学家们计算出每个受试者摄入食物的血糖生成指数。食物血糖生成指数反映含有碳水化合物的食物对血糖水平的影响。食用某种特定食物后，血糖上升得越多，其血糖生成指数就越高。研究中也测量了每位受试者饮食偏好中的糖分 (包括食物中的甜味剂)。此外，受试者在研究初年和3年后分别填写了一份调查问卷，以评测是否出现了抑郁情况。

流行病学家詹姆斯·甘维许（James G. Gangwisch）领导团队进行了问卷评估，从中得到了明确结论：日常生活摄入食物的血糖生成指数与女性的平均抑郁程度呈正比。摄入糖分越多的女性，更容易抑郁且症状更严重；相反，膳食中富含高纤维水果、蔬菜以及乳制品中的乳糖，可以降低抑郁的发病率。

因此，如果你想长期保持快乐，或者至少不发生抑郁情况，就应该远离快餐，避免摄入过多糖分。糖不仅会令人情绪低落，而且会使人上瘾。

1. 砂糖的毒性真相

2002年，加利福尼亚大学旧金山分校的一个研究小组在权威期刊《自然》杂志上发表了一篇反响强烈的文章，题为《砂糖的毒性真相》[3]（*The toxic truth about sugar*）。文章指出，糖对于健康的潜在风险与酒精、尼古丁相当，可能更甚，因为糖不仅使人发胖，还会导致糖尿病、肝病、癌症和精神障碍。糖让人上瘾，是造成抑郁症的主要原因之一。另外，它还是失智症的诱因之一。当然，必须对水果（果糖）和牛奶（乳糖）中无害的天然糖分和工业合成的食品和饮料中的人工甜味剂加以区分。

令人震惊的是，这篇文章揭示，几乎所有工业化生产的食品都暗暗添加了人工糖。究其原因，我们早已习惯了甜味的存在，并且难以戒断；这对食品公司来说是一笔可观的生意。简而言之：我们染上了"糖瘾"，对糖的欲罢不能让我们变得肥胖、沮丧。

这让我想到了脱口秀节目《无情但公平》（Hart Aber Fair）2016年8月29日那一期，主题是"食物中的敌人——糖和相关物质有多不健康"。节目邀请了星级厨师、德国糖业协会理事长、德国联邦农业部长参与讨论，两方针锋相对，均有理有据。我从中确认了一点：实际上，所有的食物都被人为添加了糖分。不仅是玉米片、面包、果汁，还包括一些意想不到的食物：香肠、奶酪、酸奶。更加触目惊心的是，制糖业将目标瞄准儿童群体。至少在美国，制糖业将魔爪伸向了学校，以便让更多学生染上糖瘾。例如，供应给学校的可可中添加了大量的糖分。

孩提时代的我们每次吃到巧克力都会开心不已，奶糖在舌尖融化的感觉更是令人沉醉！可是，科学研究证实，甜食不仅令人发胖、郁郁寡欢，还会让人上瘾！

情况倒也没有那么严重，还是取决于你的摄入量。回想一下带来幸福、和谐的荷尔蒙血清素。科学证实，甜食会提升大脑中色氨酸的含量（色氨酸是幸福荷尔蒙血清素的前体），从而减轻压力、抑郁，但前提是得少吃点。来自马萨诸塞州剑桥市的科学家夫妇理查德·沃特曼（Richard Wurtman）和朱迪思·沃特曼（Judith Wurtman）发现，食用大量碳水化合物和蛋白质时，糖分缓解压力、抑郁的积极作用会随着时间的推移而越来越弱，只有加大糖分摄入量才会再次感受到精神的放松[4]。这是一个恶性循环：摄入糖分令人身心愉悦，但如果想再次体验这种愉悦感，就得吃更多糖。就像吸食毒品一样，人对于糖的耐受程度会不断上升。

詹姆斯·甘维许和他的同事发现了食物血糖生成指数和抑郁症之间的联系，他们用在快餐消费者中经常出现的"胰岛素抵抗"现象做出了相应的解释。摄入含糖食物后，糖经过消化和分解产生葡萄糖，进入血液后，胰腺分泌胰岛素，将葡萄糖再次分解，并将能量合理分配给机体细胞。这是一个极其复杂且至关重要的机制。

如果只食用高糖食物，胰岛素机制就会失灵。为了控制高糖饮食后持续的高血糖状态，胰腺必须加速分泌胰岛素，直到胰腺筋疲力尽，无力处理涌入的糖分。就像住房与建筑部门的办事员，桌上的文件越堆越高，起初他还能仔细处理，但很快精力殆尽，最后索性将文件扔在一旁。胰腺不停地将胰岛素输送进血液，但是血糖浓度仍居高不下，最后只好随尿液排出。这也意味着肌肉和大脑中的细胞缺失葡萄糖。其造成的结果就是，人总是饥肠辘辘，越吃越多以补充糖分的流失，食欲亢进就是其中一种后果：回到家，直接冲向冰箱，狼吞虎咽地吃下一大片香肠或剩下的土豆沙拉。这都是因为胰岛素的分泌出现了障碍。

甘维许将血糖生成指数较高的食物（糖、精致碳水、快餐）与抑郁症之间的联系归因于胰岛素抵抗。他认为，过量、频繁进食引发的高血糖会损害脑细胞，导致其功能受损，甚至死亡。因此，长期暴饮暴食、饮食不健康对你的大脑没有任何好处。

2. 不良饮食导致心情低落

根据德国联邦健康部的报告，超过10%的德国人患有明显的抑郁症[5]。抑郁症患者人数和抗抑郁药物的销售量逐年增加。丘吉尔罹患抑郁症，他称抑郁症为"黑狗"。那"黑狗"出现的原因是什么？显而易见：电子设备的风靡、人们远离现实、运动量减少、很少晒太阳、睡眠时间变短而且睡眠质量变差。

甘维许和西班牙加那利岛拉斯帕尔马斯大学的科学家阿尔木迪娜·桑切斯-维勒加斯（Almudena Sánchez-Villegas）认为，抑郁症患者增加的主要原因是西方工业国家饮食结构的巨大变化：从家庭烹饪的传统食品转变为工业化批量生产的食品。桑切斯-维勒加斯指导了一项大型研究，即"太阳计划"，对她长期任职的纳瓦拉大学的12000名员工的生活和饮食习惯进行了长达8年的科学监测，其中重点关注他们的脂肪摄入，并将饱和脂肪酸和不饱和脂肪酸加以区分。[6]

饱和脂肪酸存在于肉类、香肠和乳制品中，对人体健康有害，因为饱和脂肪酸会提升血液中的胆固醇含量，堵塞血管，从而导致心血管疾病，如心脏病、中风。危害性更大的是人工生产的反式脂肪酸，廉价的植物油通过工业加氢后被加工成人造黄油或廉价的烹饪用油。它们遍布于小吃摊的炸锅里，使炸出来的食物颜色鲜亮、口感酥脆。反式脂肪酸在薯片加工中也起到了重要作用。一般而言，大多数油炸食品都含有反式脂肪酸，如鸡翅、可颂面包，它们也存在于即食汤、酱汁、燕麦棒或早餐谷物片中。众所周知，反式脂肪酸对心血管系统尤为有害，导致许多人因心脏病或中风而死。因此，1994年丹麦立法规定禁止使用反式脂肪酸，当地的食品行业、快餐业必须使用健康用油来炸制食物。

在"太阳计划"中，科学家们还调查了单不饱和脂肪酸的摄入情况。单不饱和脂肪酸存在于橄榄油、菜籽油、坚果、牛油果等植物性食物中。此外，他们还收集了关于多不饱和脂肪酸的摄入情况。多不饱和脂肪酸对于人体至关重要，但人体无法自身合成，只能从豆油、红花籽油、葵花油中摄取，鱼类的多不饱和脂肪酸含量尤为丰富，如鲑鱼、鲱鱼、金枪鱼。多不饱和脂肪酸具有消炎作用，对细胞发育，特别是脑细胞的发育至关重要。

让我们再次回到"太阳计划"：受试者在调查启动后的8年内定期接受医生关于抑郁症倾向的测评和以脂肪摄入为重点的饮食习惯调查，同时也会进行定期体检。在研究过程中，有657名受试者被确诊为抑郁症。数据表明，频繁摄入人工合成的反式脂肪食物，更容易出现抑郁症；富含单不饱和脂肪酸、多不饱和脂肪酸的食物大大降低了抑郁症出现的概率。

人工合成的反式脂肪酸对我们的大脑究竟有何危害？不饱和脂肪酸为何如此重要？当你感到不舒服，出现咳嗽、四肢酸痛的症状时，可能会去看医生。为了确定炎症标志物，医生可能会对你进行抽血检查。在血象中，白细胞数值需要特别关注：如果白细胞数值高，说明体内有细菌或病毒感染。此外，还要检查所谓的C反应蛋白，简称"CRP"。这是一种构成免疫系统的蛋白质，当体内有炎症时，其浓度升高。我们每天都要监测重症监护室患者的

CRP，以便能及早发现肺炎或膀胱炎等炎症。

一些流行病学研究表明，抑郁症患者往往伴有CRP数值升高[7, 8]。这样看来，抑郁症好像是一种尚未被系统研究的大脑炎症。通过动物实验可知，高脂肪食物会引起大脑的炎症反应，其中反式脂肪酸和动物性饱和脂肪酸起到决定性作用。

另外，工作、生活、人际关系中的长期压力也会引起慢性炎症[9]，从而阻碍幸福荷尔蒙血清素和多巴胺的释放，使人沉浸于悲伤、忧郁之中。炎症导致额叶阻塞，而额叶负责畅想未来、期许快乐和释放希望。炎症反应也可能由有害脂肪引起，而橄榄油、鱼体内含有的不饱和脂肪酸可以抑制和调控这些引发抑郁的炎症，并促进幸福荷尔蒙的分泌。

总的来说，甘维许团队的女性健康促进计划表明，过量摄入糖分会导致抑郁症。而西班牙"太阳计划"研究表明，有害脂肪对我们的情绪也没有益处。有害脂肪、高糖，让人很难不联想到汉堡包、热狗和其他快餐产品。

3. 地中海饮食法让人精神振奋

幸运的是，相较于快餐，有一种饮食风格更符合我们大脑的需求：地中海饮食法。它融合了鱼类、蔬菜、水果、谷物、坚果、豆类、健康脂肪的营养成分。多项研究表明，地中海饮食法有益于我们的身心健康[10]：它不仅保护我们免受抑郁症的困扰，还可以提升我们的生活满意度，降低罹患癌症的风险，延缓大脑衰老退化，预防心脏病、中风。

但为什么地中海饮食法如此健康？原因之一在于它含有丰富的抗氧化剂，抗氧化剂能够破坏、中和对人体有害的自由基。我们所说的自由基并不是指四处游荡的激进分子[1]，而是指分子键断裂的产物。这有些复杂，我尝试一言概之：一个成年人的身体由80万亿个细胞组成，例如神经细胞、皮肤细胞、肌细胞、血细胞。每个细胞都是一座独立的生化工厂，其新陈代谢主要是为了获得能量。细胞由蛋白质分子组成，这些分子由几个原子组成。每个原子又由一个原子核和围绕它旋转的电子组成。外部影响，如尼古丁、日光照射、不良的饮食，会产生缺少一个电子的不完整分子。自由基大都是结构不完整的氧分子。它们从完整的分子中抢夺急需的电子，以使自己可以再次成为完整的分子，这会对身体

---

[1] "自由基"在德语中字面意思有"自由的激进分子"之意。——译者注

造成相当大的损害。

所以，自由基可以破坏遗传物质，引发癌症、动脉硬化；此外，它也可以破坏结缔组织，从而导致静脉曲张、皮肤出现皱纹；同样，自由基还可以破坏脑细胞，表现为大脑提前退化、抑郁。

自由基给细胞造成负担。自由基的一大来源就是尼古丁。据估计，每吸一口香烟，人体内可产生1000万亿自由基，这也就不难理解长期吸烟的人更容易长皱纹，因为自由基破坏了结缔组织，造成皮肤组织松弛、起皱。除此之外，环境污染、紫外线（如高强度的日光照射）也会产生自由基。现在你就不难猜到为何沙滩上那些棕色皮肤的日光浴爱好者容易长皱纹了吧？

地中海饮食法的优势在于包含丰富的抗氧化剂，能够清除自由基。尤其是蔬菜、水果、鱼类、坚果中富含的维生素和其他可以清除自由基的物质，如番茄红素，为细胞筑起保护性的屏障。在自由基夺取一个电子时，它们自动转出一个电子给细胞，从而达到中和的目的，防止对细胞造成损害。

因此，地中海饮食法可以保护脑细胞。虽然不能保证你会变得更快乐，但是至少可以让你不陷入抑郁，这算是一个不错的开端。

4. 开心鬼离不开不饱和脂肪

地中海饮食法的益处远不止于此。从格赖夫斯瓦尔德驱车两小时，就可以到达希登塞岛。岛上禁行汽车，所以出行方式只能是步行、骑自行车或乘坐马车。岛上的餐饮业独具特色：几乎只有鱼类餐厅，没有快餐店，没有牛排馆，没有小吃店。岛上的居民大多以捕鱼为生。在餐厅里你唯一要做的决定就是：吃鲑鱼、鳕鱼还是梭鲈鱼呢？

我为什么提到这些呢？因为我自己的主观感受是，在岛上遇到的人无一例外地给人留下了放松和快乐的印象——笑声不断，孩子不哭不闹，没有人看上去怒气冲冲或沮丧低落。我深信，这与嗜鱼密切相关。当然，也必须考虑其他因素，如度假氛围、海滩、阳光，以及最重要的——禁行汽车。当然，其他度假岛屿（具体名字不便透露）也包含这些因素，但是那里居民的鱼类摄入量并没有这么高，人们可选择的美食更多。在我看来，那里居民的幸福度似乎没有希登塞岛那么高。

所以，吃鱼让人幸福。这个论断不仅仅是因为我在希登塞岛遇到了许多笑容灿烂的人，而且它现在已经得到科学证实。

地中海饮食法不仅可以清除自由基，其中的鱼、橄榄油也含有Omega-3脂肪酸[11]。Omega-3脂肪酸可用于重要的细胞结构构建、维持，是人体必需物质，但人体自身不能合成这类对健康有益的脂肪酸。Omega-3脂肪酸的效果仍在研究中，但有一点是肯定的：它们不仅可以预防心血管疾病，而且在强化免疫系统、抑制风湿、预防癌症方面也发挥着重要作用。此外，它们对于大脑发育也不可或缺，与幸福感息息相关。

不饱和脂肪酸，特别是不饱和Omega-3脂肪酸，对许多疾病有积极作用，也影响大脑的发育和情绪。研究已证实，不饱和脂肪酸能加强幸福荷尔蒙多巴胺的功能，产生新的轴突和树突，细胞之间的连接质量和交流强度都能得到改善。大脑因此变得更加灵活，思考、联想和记忆能力得到提高。多项研究表明，Omega-3脂肪酸对阿尔茨海默病的病程有积极影响，也能预防抑郁症。

如果人体自身不能合成这种健康助推剂，那我们该从哪里获得呢？有来自植物性食物的Omega-3脂肪酸，也有来自动物性食物的Omega-3脂肪酸。例如，名称复杂的二十二碳六烯酸（DHA）和二十碳五烯酸（EPA）就是两类Omega-3脂肪酸，它们通过海洋中的藻类合成，而鱼类多以藻类为食，所以我们主要通过食用鱼类来获得Omega-3

脂肪酸。每条肥美的煎鱼都会为我们提供大量来自海洋的Omega-3脂肪酸，特别是鲑鱼、鲱鱼和鲭鱼。人体可以将α-亚麻酸转化为DHA，但转化率极低。α-亚麻酸存在于菜籽油、麻籽油、亚麻籽油和榛子油中，而其他植物性油脂则会产生适得其反的效果，例如椰子油或棕榈油，它们会减缓α-亚麻酸的转化速度，我们应适度食用这类油脂。

让我们回归主题：幸福感。来自加利福尼亚的神经学家费尔南多·戈麦斯-皮尼利亚[12] (Fernando Gomez-Pinilla) 研究了食物对大脑发育的影响，他认为，除了提供能量，食物在人类大脑数千年的进化史上也发挥了作用，从而使人类从脑部狭小的灵长类草原居民进化成今天的人种——智人。戈麦斯·皮尼利亚认为，促成这种大脑进化发育的重要因素是大量摄入鱼类和其他富含Omega-3脂肪酸的食物。他证实，尽管我们的身体可以将植物性食物、油类中的物质合成为少量二十二碳六烯酸，但转化量远不足以让主要由脂肪组成的大脑达到这样惊人的发育速度。只有摄入足量的鱼类，获取其中的Omega-3脂肪酸之后，人类祖先的大脑才真正开启了进化之旅。脂肪酸可以参与构成神经细胞膜和绝缘层髓鞘，从而使我们的大脑得以高度发育。

在大草原上，史前人类以草、浆果、羚羊肉、小动物、蛆虫、甲虫和蠕虫为食。正如戈麦斯·皮尼利亚叙述中的插图所示，我们的祖先头骨狭小，因此大脑发育程度较低，缺乏优质脂质。来自伦敦的脑科学家迈克尔·克劳福德[13]（Michael Crawford）也发现，草原生活并不利于人类大脑的发展。生活在草原的人类祖先为了猎取猎物，需要长途跋涉的耐力和良好的身体素质，对于脑力的要求相对较低，人体自身合成的必需脂肪酸完全可以满足当时的要求。但是，为了实现更多的脑功能，例如制订计划，思考未来，反思过去，体验与动力、本能无关的感觉，如幸福、爱，必须拓展不饱和脂肪酸的来源，因为大脑的演变离不开不饱和脂肪酸。

鱼类是Omega-3脂肪酸的最佳来源。因此，克劳福德得出结论，与其他人属物种相比，智人拥有相对大容量和高度发育的大脑，这些都不可能通过草原生活来实现。化石证明，在大脑发育最迅猛的阶段，智人多食用的是贝壳类、鱼类和其他海产食物。

美国科学家约瑟夫·西宾[14]（Joseph Hibbeln）证实，不饱和脂肪酸对我们的心理平衡有很大影响。不爱吃鱼、坚果、健康油类的人，血液中二十二碳六烯酸含量通常较低，其脑脊液中的血清素水平也非常低。前文提到，血清素是一种重要的幸福荷尔蒙，有助于心理平衡和内心满足，抗抑郁药的原理就是提高血液中的血清素含量。

以鱼类为主的饮食也能达到相同的效果。在很少吃鱼的国家，人们的不幸福感、抑郁感更高；相比之下，在以鱼为主要食物的地区，抑郁症极为少见。

为了达到特定的健康效果并提升幸福感，建议每周吃两次鱼。虽然并非所有鱼类都富含Omega-3脂肪酸，但经常吃鱼可以显著提高Omega脂肪酸含量。鱼类、贝类品种及其Omega-3脂肪酸含量参见下表。

表9-1　鱼类、贝类Omega-3脂肪酸含量 (g /100g)	
大西洋鲑鱼, 养殖的、熟的、熏制	1.8
欧洲鳀鱼, 油浸或用盐腌制	1.7
太平洋沙丁鱼, 用番茄酱或盐腌制, 带骨	1.4
大西洋鲱鱼, 用醋腌制	1.2
大西洋鲭鱼, 熟的、熏制	1.0
虹鳟鱼, 养殖、熟的、熏制	1.0
剑鱼, 熟的、熏制	0.7
长鳍金枪鱼, 水浸或用盐腌制	0.7
大西洋鲈鱼, 熟的、干烧	0.5
比目鱼 (欧洲川鲽鱼和鳎), 熟的、熏制	0.4
大西洋庸鲽鱼和狭鳞庸鲽鱼, 熟的、熏制	0.4
黑线鳕鱼, 熟的、熏制	0.2

表9-1　鱼类、贝类Omega-3脂肪酸含量 (g /100g)	
大西洋鳕鱼，熟的、熏制	0.1
蓝贻贝，熟的，蒸制	0.7
牡蛎，东方品种，野生，熟的、熏制	0.5
扇贝，各种品种，熟的、蒸制	0.3
贻贝，各种品种，熟的、蒸制	0.2
虾，各种品种，熟的、蒸制	0.3

表格摘自文章《我们从哪里获得Omega-3脂肪酸？》(出自《今日食物》,*Food today*, 06/2003)，欧洲食品信息委员会（European Food Information Council）

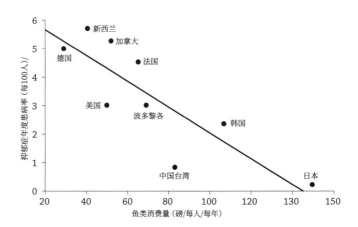

图9-1

该图表显示了鱼类消费量和抑郁症之间的关系。鱼类消费量低的国家、地区，抑郁症的发病率更高。

5. 问题的另一面：对海洋的过度捕捞

截至2017年，地球上大约生活着75亿人。如果按照德国营养学会的建议，每个人每周吃2次鱼，在个人健康层面上，这是明智的决策，但是海洋的鱼类资源很快就会被捕捞殆尽。现在，海洋鱼类资源已经大幅缩减。与1990年相比，世界各海域的捕捞量增加了4倍，许多鱼类资源已几近枯竭。金枪鱼的供不应求就是一个典型例子。

在西方饮食文化中，金枪鱼肉几乎无处不在，比如金枪鱼三明治、金枪鱼披萨、尼斯沙拉、金枪鱼牛排。在日本，情况更加严重，由于对金枪鱼无节制的消费，海洋资源已被捕捞殆尽，渔民们随之失业。

我们可以从其他食物中获取Omega-3脂肪酸，以降低罹患抑郁症、失智症的风险吗？当然！表9-2列出了多不饱和脂肪酸脂肪酸的非海洋食物来源，其中包含的多不饱和脂肪酸对我们的大脑和身体大有益处。

尽管如此，我们绝不应该因为环境方面的问题就完全放弃食用鱼类。因为我在对希登塞岛的"实地考察"中所看到的就是例证：吃鱼使人快乐。

表9-2	其他食物中的多不饱和脂肪酸
多不饱和脂肪酸	非海洋食物来源
亚油酸	红花籽油、葵花油、小麦胚芽油、玉米胚芽油、大豆油、芝麻油、奇亚籽
花生四烯酸	猪油、猪肝、蛋黄、肉(猪肉、鸡肉、牛肉)、卡蒙贝尔奶酪
α-亚麻酸	亚麻籽油、亚麻籽、大麻油、核桃油、菜籽油
二十二碳六烯酸	藻类

6. 快餐瘾:对某种食物形成依赖时

快餐有害健康,提高患病风险,让人情绪不悦,这已经很糟糕了。不健康的饮食还会令人上瘾,这是怎么回事呢?糖和快餐对我们危害如此之大,我们怎么还会上瘾?这类食物着实害人不浅!

新的研究发现,病态暴饮暴食与在各种瘾症中发挥作用的奖励系统之间存在关联。与可卡因、酒精、尼古丁等成瘾物质类似,含糖和脂肪的食物可以刺激幸福荷尔蒙的释放——主要是多巴胺、血清素。因此,在吃完垃圾食品后会产生愉悦感,随之而来的则是大脑更加渴望这类食物的摄入。

英年早逝的柏林神经学家伊冯·罗特蒙德[15] (Yvonne Rothemund) 研究了胖人看到食物后大脑的反应，对照组为体重正常人群。实验让受试者躺在磁共振仪器中，观看各种食物照片，首先是包含大量蔬菜和瘦肉的健康食物，然后是不健康、高热量的食物，如肥肉、汉堡包、薯条。结果，超重组看到不健康的食物时不仅口水直流，而且他们大脑中负责幸福感的区域——背侧纹状体、后扣带和背外侧前额皮层也被激活了。令人惊讶的是：受试者越胖，幸福和奖励系统的被激活程度就越高。

这项研究的主要结论就是，当看到快餐后，胖人的大脑奖励系统受到强烈刺激，足以淹没所有饱腹感和满足感的信号。换句话说，超重的人根本不会停止进食，即使他已经吃饱了，奖励系统还会不断发出暗示：继续吃吧，这是好事啊。

这是一个让人难以摆脱的恶性循环。胖人的奖励系统全速运转，让他们对食物渴求不已，就算只是看到食物也会激活伏隔核并释放多巴胺。

不幸的是，当他们看到高热量食物时，奖励系统会受到尤为强烈的刺激。这在进化层面上说得通，因为长达几十万年来，高热量食物都难以获得，如今，这种食物却是随处可见，并且廉价易得。但是奖励系统并未随着环境的根本性变化而发生变化。美国神经心理学家珍妮特·吴[16]曾做过一项实验，在磁共振仪器监测下，让超重和正常体重的年轻女性分别饮用高热量的香草巧克力奶昔。

与苗条的女性相比，超重女性在看到和饮用奶昔的过程中都出现了奖励系统的明显激活状态：后扣带、海马体和负责期待、动力的基底神经节区域变亮。与之相反，在看到和饮用奶昔的过程中，苗条的女性并没有受到相关影响，她们大脑的奖励系统活动反而减弱了。这些苗条的受试者可能并不期待下一顿餐食，而是期待着去公园跑步。这也体现了人与人之间的不同之处。

7. 理性失灵

尤其引人注意的是，当高热量的食物出现时，无论是视觉、嗅觉还是味觉都可以强烈激活超重人群的前额皮层。回想一下，前额皮层是感官印象的中转站，并在很大程度上参与计划制订和行为的情绪评估。胖人在满心期待高热量食物或巧克力棒时，其前额皮层会被强烈激活，如果是毫无期待或是不甚喜欢的食物，比如蔬菜沙拉，前额皮层的激活程度就会大打折扣。

每个人的奖励系统对感官印象的反应是不同的。有的人一看到食物、甜点，大脑奖励系统就会强烈兴奋，同时释放出大量幸福荷尔蒙多巴胺，他们注定会毫无节制地大快朵颐，不得不为维持一个好身材而费尽心力。

相反，对于体重正常的健康人，进食与否由饥饿感调控：胃里空空荡荡，血糖水平下降，大脑中的饥饿感受器开启并发出指令——"现在你得吃点东西！"在超重人群中，奖励系统的参与对这种调节机制造成了干扰，吃饭成为一种带来愉悦感的享受。当我们进食时，奖励系统会释放幸福荷尔蒙多巴胺，超重的人从进食中得到了快乐[17]。

不良习惯、遗传、过量吃不健康食物、缺乏锻炼形成了一个可怕的恶性循环，最终导致超重人群的调节系统崩溃。我们体内仿佛有一只小鼠，不断地寻求更多的刺激，以求得到满足、赞扬和奖励。

8. 瘦素：身体，请接收信号

人们常常用美食来奖励自己，比如一块蛋糕、一块巧克力、一大块肉排，一种愉悦感随即而来。很明显，食物让人快乐，但后果就是许多人体重超标，患上心脏病、中风或骨科疾病。其实，我们体内天生就有一套复杂精密的调节系统，可以帮助我们保持能量消耗和食物摄入的平衡，所以我们知道什么时候应该进食，但又不会发胖。

在长期的体重调节中，两种激素至关重要，它们像两个摔跤手一样相互对抗：瘦素和胃饥饿素。瘦素主要参与"我是饿了还是吃饱了"这个环节，它负责在你吃饱的时候发出"停"的信号。但是，这只有在一切正常的情况下才行得通，也就是说，在我们状态良好和身体健康的前提下，比如没有长期食用色香味俱全的快餐。在人行道上，我们时常可以发现有人置交通信号灯于不顾。进食也是如此，即使瘦素已经发出停止信号，有的人也会继续进食。

如果瘦素正常发挥作用，就不会出现这种情况：瘦素由脂肪细胞分泌，可以毫无障碍地通过血脑屏障，经由血液循环到达大脑，与脑干的受体结合，通过两种机制作用于那里的神经细胞。

一方面，瘦素阻断引起饥饿感的神经细胞，从而控制食欲。通过这种方式，脂肪细胞分泌的瘦素将食欲直接扼杀在大脑中。脂肪细胞发出信号：够了，别吃了！脂肪细胞需要足够的时间向大脑发送瘦素信号，所以细嚼慢咽是有道理的。

　　另一方面，在瘦素的作用下，神经细胞释放了各种抑制食欲的物质，其中一些物质成分与工业化生产的兴奋剂苯丙胺相似。瘦素激活了神经元表面的一种受体，称为"可卡因-苯丙胺调节转录肽（CART）"。这听起来很复杂，但其实很简单：当这种受体过度表达时，食欲就会消失，人不再感到饥饿。同时，人会处于兴奋状态，精神抖擞，不眠不休。试想一下，如果有窃贼在屋外偷偷摸摸，谁会有心思从冰箱里拿一根维也纳香肠来吃呢？

　　因此，瘦素有两种作用：抑制食欲，同时激活一种兴奋性物质，使我们无法感知到饥饿。当脂肪层因为长时间没有进食而变薄，但身体仍在消耗能量时，血液中的瘦素浓度下降，饥饿感卷土重来。

　　在我们的遗传物质中，有一种基因负责瘦素的产生：肥胖基因（O-Gen）。它是在美国一个实验室中被偶然发现的。人们注意到在一个小鼠家族中，几只小鼠的食欲尤其旺盛，变得异常肥胖。这些肥胖小鼠的基因检测显示，负责产生瘦素的基因发生了随机突变，导致这些小鼠体内的瘦素出现缺陷且失去效用。结果就是，虽然脂肪细胞整装待发，却无法发出抑制食欲的停止信号，小鼠就会不停地进食。

　　看到这里，你或许会想：瘦素不就是绝佳的抑食药吗？终于找到了，太棒了！但是事实并非如此。令人惊讶的是，严重超重人群的体内并不缺乏瘦素，相反，他们血液中的这种激素的含量非常高。所以，胖人并不缺乏瘦素，而是对瘦素有抵抗力。这种激素对于超重人群完全无法起到抑制食欲的作用。

人们对这种抵抗力产生的原因也进行了充分的研究。他们发现，人肥胖到一定阶段后，血液中的瘦素无法再轻易通过血脑屏障作用于大脑神经细胞，因而无法完成既定任务[18]。有些瘦素分子仍旧设法到达脑干相关神经细胞周围，但是它们对于超重人群的食欲抑制作用远远不及体重正常的人群。

工业化食品热潮也是一个重要原因。无论是低热量软饮料健怡可乐还是代餐奶昔，均含有大量的代糖——果糖（指工业生产的果糖，而不是水果和蔬菜中无害的果糖）。事实上，工业化食品会阻碍瘦素通过血脑屏障，因此脂肪细胞发出的求救信号"吃饱了"根本无法到达大脑。此外，在与脑干的神经细胞结合时，小麦粉中的麸质蛋白与瘦素互相竞争。所以，我们吃的精制碳水越多，比如白面包，瘦素就越难抑制食欲。

虽然还没有所谓的"瘦素片"能够起到抑制食欲的作用，但是在网上却出现了不少瘦素产品。然而，这种瘦素药片必然会在胃肠道中被消化，并不会进入血液中，千万不要上当受骗！重申一次，多食用蔬菜、全麦面包等健康食物并勤加锻炼才是减肥成功的关键，即使严重超重，运动也能够激活瘦素。

9. 胃饥饿素：当食物上瘾时

当然，瘦素也有一个叫胃饥饿素的对应物。胃饥饿素 (Ghrelin) 是由英文词组 "Growth Hormone Release Inducing" (诱导生长激素释放) 组成的术语。胃饥饿素是一种激素，主要功能是刺激食欲和诱发饥饿感。除此之外，它也有许多其他功能。例如，胃饥饿素参与瘾症的形成，无论是酒精成瘾、赌博成瘾还是毒品成瘾。

胃饥饿素主要由胃黏膜细胞和胰腺细胞分泌。它负责调节进食功能，确保我们在适当的时候有足够的食欲，所以它也是肥胖的成因之一。在进食之前和饥饿状态下，胃部细胞变得活跃，将胃饥饿素释放到血液中。胃饥饿素通过血脑屏障，刺激脑干的神经元，尤其是下丘脑。下丘脑负责调节植物神经生理功能，如呼吸、心跳、体温、饮水、摄食。在神经元的表面有蛋白质结构的受体，胃饥饿素像插入锁眼的钥匙一样与受体结合。待胃饥饿素与受体结合后，神经元被激活并传递饥饿信号，人就会感到饥饿，从而产生食欲。

被胃饥饿素最大限度激活的神经元也正是瘦素抑制的神经元[19]。神经元释放激发食欲的物质，导致瘦素抑制食欲的功效被阻断，大脑发出信号：是时候享受美食了。如果听从胃饥饿素的指挥，最好就是一直吃到饱，那时胃黏膜才会停止产生和释放胃饥饿素。

所以，我们吃饭时一定要细嚼慢咽，而非狼吞虎咽。胃需要适应新的饱腹状态，不再分泌胃饥饿素和停止发出饥饿信号都需要一个时间过程。如果我们吃得太快，很容易错失胃发出的信号：谢谢，吃饱了。结果就是吃得太多了。

人工合成的化学物质可以阻断胃饥饿素受体，导致胃饥饿素无法作用于脑干。胃部发出的饥饿信号无法到达大脑，就像钥匙卡在锁中，门无法从外面打开一样。服用这种拮抗剂的实验动物食欲大减，体重下降。这是理想的食欲抑制剂，但尚处于研发阶段。

有趣的是，除了增进食欲、诱发肥胖以外，胃饥饿素还有抗抑郁、抗焦虑作用。相信每个人都有"郁闷肥"的经历：人在压力和苦闷之下过量进食，极端情况下可能导致超重和暴食症。脑干中的胃饥饿素受体大多位于幸福和动力中枢。每当这些位于幸福中枢的某一区域受到刺激，比如受到来自胃饥饿素的刺激，幸福荷尔蒙多巴胺就会大量释放。

在日常压力下，我们如何自然而然地摆脱由胃饥饿素分泌引起的暴饮暴食呢？研究表明，高脂肪食物，如猪肘、香肠等，会提高胃饥饿素水平，激发我们的食欲；而富含蛋白质的食物，如鸡肉、鱼和蔬菜，会降低胃饥饿素水平，抑制过度进食的欲望。坚果和杏仁也能抑制胃饥饿素分泌。因此，当你饥肠辘辘时，吃几个坚果对抑制胃饥饿素的刺激是有帮助的。

10. 胃饥饿素与上瘾

奥尔兹和米尔纳发现了大脑奖励系统，但是他们很快意识到幸福感的产生虽然有积极作用，但也暗含成瘾、依赖的风险。还记得实验室笼子里的那只老鼠吗？它沉迷于电击带来的幸福感而无法自拔，不停地按下按钮。

胃饥饿素不仅是一种肥胖诱因，也是酒瘾的催化剂。根据最新研究，胃饥饿素这种饥饿荷尔蒙甚至是产生酒瘾的关键因素。瑞典哥德堡大学神经学家伊丽莎白·杰尔哈格[20]（Elisabet Jerlhag）和同事用小鼠做了一个实验，将少量的胃饥饿素直接注射到小鼠大脑的奖励中枢。然后，小鼠就可以在两瓶饮料中进行选择：一瓶是水，一瓶是水和酒精的混合物。注射胃饥饿素的小鼠一致选择了酒精，对水毫无兴趣。相反，当小鼠没有注射胃饥饿素时，都会拒绝酒精。显然，胃饥饿素水平和酒精依赖之间存在关联。

此外，美国国立卫生研究院洛伦佐·莱焦 [21] (Lorenzo Leggio) 的团队证实，除了实验动物，胃饥饿素也会提升人类饮酒的欲望。45名嗜酒且不愿意接受戒断治疗的男性和女性参与了一项实验，他们分为两组，分别静脉注射胃饥饿素和部分生理盐水 (安慰剂)。结果是，注射胃饥饿素的实验组对酒精的渴望明显强于注射生理盐水的对照组。而且，两组对象对甜果汁都没有额外的渴求。根据血液样本可以确定，对酒精的渴望 (专业术语称为"嗜酒", craving) 完全取决于血液中的胃饥饿素浓度。因此，胃饥饿素阻断剂的研发不仅可以提供一种对抗肥胖的有效药物，而且可以帮助酒精成瘾者戒酒。

11. 一杯就过多

众所周知，酒精让人上瘾，大城市里那些酒精中毒受害者就是活生生的例子。酗酒有诸多弊端：据估计，仅在美国，酗酒引起的生产力损失和犯罪损失每年高达约2200亿美元，折合每杯酒损失2美元！酗酒的原因多样，可能是文化因素、心理因素或者遗传因素。

许多人小酌两杯后感觉很好，有一种轻微的兴奋感，常常美其名曰"微醺"。然而，在酒精的作用下，大脑中神经递质的平衡被改变。神经递质负责维持神经细胞之间的对话，包含抑制性神经递质和兴奋性神经递质。如果只来上一杯香槟，酒精摄入量较少，兴奋性神经递质的作用更加明显：害羞的人变得更加自信，焦虑和压力减轻，人处于放松状态，情绪高昂。如果酒精剂量增大，作用时间延长，也就是说，如果你整晚都在不停地喝酒，兴奋性神经递质作用就会放缓，同时抑制性神经递质的作用增强。结果就是你困乏疲倦、目光呆滞、烂醉如泥、头脑混沌，直至派对结束还是恍如梦中。

但是，一个人怎么会沉迷于关闭自己的大脑并进行自我攻击，还有酒后宿醉、对健康的长期损害这些副作用呢？这还得聊到奖励系统。事实上，大脑能够自我产生类似鸦片的物质，这一点在马拉松运动员身上得以证实。在体力消耗直至达到痛觉阈限的过程中，运动员通过在体内释放内啡肽等物质获得快感。这些物质都有自己的受体，而受体与奖励系统直接相连，形成闭合环路。酒精、鸦片、海洛因、可卡因都能够刺激奖励系统。伏隔核的多巴胺分泌量增加，从而产生瞬间的幸福感。其实，人不是对酒精上瘾，而是对酒精带来的幸福感上瘾。

近来，加利福尼亚大学旧金山分校的瘾症研究人员珍妮弗·米切尔 (Jennifer Mitchell) 和霍华德·菲尔兹 (Howard Fields) 借助正电子发射计算机断层扫描 (PET) 对酒精和幸福感之间的关联进行了研究[22]，通过这种技术拍摄大脑横断面图像。与磁共振成像相比，PET重点不在于观察大脑结构，而是观测患者通过静脉注射的放射性标记物的分布状态。米切尔和菲尔兹在实验中使用了放射性标记物卡芬太尼，它与鸦片极为相似，可以对接大脑中的阿片受体。两位研究人员首次证实，饮酒会导致大脑幸福系统的某些部位，主要是伏隔核和眶额皮层释放内啡肽，这里也是负责理智和控制行为的区域。在酒精作用下，释放的内啡肽将放射性标记物卡芬太尼从受体中置换出来，通过PET测量卡芬太尼，从而间接得知在酒精作用下，人体自身分泌的阿片类物质量。

通过酗酒者和非酗酒者之间的数据比较可以确定，在内啡肽的作用下，酗酒者的额叶激活程度明显提高，饮酒给他们带来了更强的幸福感和满足感。科学家们通过研究得出结论，习惯性饮酒者的大脑已经发生了极大变化，他们的奖励系统对酒精的反应更强烈，这是酒精成瘾的重要原因。

酗酒有以下主要特征：首先是出现酒精耐受，即身体对酒精的承受能力增加。为了体验同样的迷醉效果，不得不增加饮酒量。第二个显著特征是戒断综合征，在酒精摄入量减少或突然自愿或非自愿戒酒的情况下出现。在临床上，我们经常遇到一些病人。例如，病人因突发中风而紧急入院接受治疗，在第二或第三天出现戒断症状，表现为神志不清、大汗淋漓、体温上升，造成中风治疗的难度增加，这种反应被称为"戒酒性谵妄"。但这并不是声名狼藉的酒徒的独有症状，任何饮酒的人都可能出现这些症状，比如那些晚上不时喝点酒的工匠、教师或办公室工作人员。

这让我想起了一位72岁的名叫埃德加的患者，她曾是我们医院的一名护士。由于双腿放射性疼痛，她来到医院就诊。我们先前就认识，所以第二天我向住院医生询问了她的情况。"患者已被转到重症监护室，她在入院24小时后出现了严重的谵妄，可能是戒酒性谵妄。"住院医生用责备的口吻介绍道。在重症监护室，我看到埃德加护士躺在床上，浑身是汗，躁动不安，左臂肘窝处静滴淡黄色液体。她喃喃自语，没有认出我来，监视器显示她的脉搏超过110次/分，而且她感到浑身发热，症状如同书中描述的戒断性谵妄一样。当我再次去探望她时，埃德加护士仍然乏力地坐在床边，看着电视上的肥皂剧。"您入院治疗后，发生了严重的谵妄。"我说道，"说实话，埃德加护士，我们怀疑您饮酒过量。"

埃德加护士忿忿不平地看着我："教授先生，这怎么可能呢？我顶多就是在某些特殊场合喝一小杯香槟，一般是喝薄荷茶，早上来杯咖啡。时不时还会邀请以前的同事们喝杯咖啡，然后喝一小杯利口酒。除此之外，我滴酒不沾……我服药也很小心，4个月前我把从药房拿的药放到床头柜的药匣里，现在还剩一半呢。"

"但是一定有某些因素诱发您产生了戒断症状。"我回答道。她耸了耸肩，不置可否。回到办公室，我系统性地查看了她的病历，试图揭开这个谜团。然后我看到了接诊医生的记录："患者正在服用药剂'Klosterfrau Melissengeist'，治疗关节痛和乏力。"我查了一下这种非处方药水的成分，惊奇地发现其有效成分柠檬香草、龙胆草、高良姜、生姜、白豆蔻都溶解在79%的酒精中。现在真相大白：当老太太不舒服时，服用了一勺又一勺的"Klosterfrau Melissengeist"——效果几乎等同于喝酒，她在不知不觉中有了酒瘾。一般来说，如果老人需经常服用健胃苦味酒、利口酒或"Klosterfrau Melissengeist"，要谨遵医嘱并时时咨询医生。

12."毒"瘾

接上文，酗酒的第三个主要特征是渴望：对酒精产生无止境的渴望。它是瘾症不可或缺的一部分，也被称为成瘾记忆。现在我们已经知道，这种渴望是大脑幸福、动力中枢不断被激活的结果。这增加了瘾症治疗的难度，也是瘾症反反复复的主要原因。

我的一位病人曾经这样描述渴望："实际上，每天早上醒来时，我的脑袋都昏昏沉沉的。于是，我下定决心，再也不喝酒了，一整天都要控制住自己，我觉得这也不是什么难事。但是，随着一天工作的开始，喝酒的念头愈发强烈，但还谈不上要付诸行动。我只是在脑海中想象这样一幅画面：我坐在家里的扶手椅上，喝着一杯红酒。后来我确实这样做了，一到家，顾不上换鞋，购物袋里的东西还没有放进冰箱，我就倒上了一杯酒，坐到桌前，边喝酒边翻阅报纸或拆开刚收到的信件。这感觉好极了，我卸下了一天的压力，终于放松下来。随后，我起身去做别的事情，比如收拾花园。但这时我已经想再喝一杯红酒或者啤酒了，然后我就来到酒柜边，没有喝啤酒或者红酒，而是喝了一杯格拉帕酒[1]，随后就意识不清了。我也不知道为什么我一直想喝酒，对酒的渴望挥之不去。无论我独自在家，或者和妻子在一起，还是在出差或者度假，我总是想喝酒，满脑子都是'酒、酒、酒'。"

为了了解渴望背后的神经生物学原理，让我们先来回顾一下詹姆斯·奥尔兹发现的大脑奖励系统。棘手的是，酒瘾与对幸福、安逸的渴求关系密切。

分泌幸福荷尔蒙多巴胺的伏隔核对渴望的产生起到了决定性的作用。磁共振功能成像显示，当经常饮酒的人看到酒类的图片时，大脑奖励系统就会被激活。这与记忆有关：人们记得之前有一杯鲜啤摆在面前，喝完之后一种幸福感油然而生。这种记忆足以引发对酒精的渴望。

人们看到酒类或者酒类图片时，负责行动规划的前额皮层被激活。在这一过程中，大脑会不断比对过往经历，这种比对依靠所谓的工作记忆系统来完成。大脑经过比对认定，饮酒极为有益且值得鼓励，尤其是在倍感压力的日常情境下，对酒精的记忆诱发伏隔核分泌多巴

[1] 格拉帕酒，产自意大利的一种果渣型白兰地，酒精度较高。——译者注

胺，并导致前额叶释放阿片类物质内啡肽。一个自我强化的恶性循环启动，渴望由此而来。[23]

13. 用药戒断酒瘾

在一本谈论幸福感的书中，如何克服对酒精的依赖也是不可回避的话题。除了重要的社会心理治疗外，也有对酒瘾的药物治疗手段。其背后的逻辑是：如果对酒精没有渴望，饮酒量也会随之减少。

2000年，期刊《酒精与酒精中毒》(Alcohol and Alcoholism) 发表了纳曲酮治疗酒精依赖的疗效报告。纳曲酮是阿片类药物拮抗剂，与阿片受体结合，从而阻断阿片类药物、酒精与阿片受体的结合。研究中，酗酒者分别服用了纳曲酮、安慰剂[24]。实验结果显示，与安慰剂对照组相比，纳曲酮组的酗酒者对酒精的渴望在统计学上明显降低，作为过度饮酒标志的肝脏指标也迅速降了下来。纳曲酮现已被批准用于预防酒精依赖复发，且该药物治疗应与心理治疗方法并行。纳曲酮对阿片类止痛药物的戒断也有显著疗效。

2004年，来自巴黎的奥利弗·阿梅森 (Oliver Ameisen) 医生[25]在《酒精与酒精中毒》杂志上发表了用药物巴氯芬进行自体实验的结果。巴氯芬早已为人所知，有松弛肌肉、抑制痉挛的功效，常用于治疗脊髓疾病，例如多发性硬化症。阿梅森在文章中写道："我是一名医生，患有酒精依赖症和焦虑症，我曾因酒精戒断引起的痉挛而多次住院。"阿梅森从动物实验的相关文献中了解到，巴氯芬可以降低动物对可卡因、酒精、海洛因、苯丙胺的成瘾症。他认为，巴氯芬对人类也有这种功效，并开始了自体实验：在复发后的一天，他服用了巴氯芬，并慢慢加大剂量。他描述说，服药的第一天，他的焦虑感就明显减弱，随着剂量的增加，酒瘾也逐渐消失了。从服用巴氯芬的第37天起，他对酒精不再有任何渴望，甚至在餐馆与朋友聚餐时也是如此。最终，他彻底戒掉了酒瘾。

巴氯芬对酒瘾的抑制作用已得到大量科学研究的证实。在法国的一项研究中，100名对传统疗法无反应的酒精依赖者接受了逐渐加大剂量的巴氯芬治疗[26]，实验者对受试者的酒精摄入量和酒精依赖程度进行了为期2年的记录。92%的受试者表示，主观上他们对酒精的渴望减弱了，饮酒量也明显减少。在德国，巴氯芬尚未获批用于治疗酒精依赖，但医生在综合考量利弊后，可以将其作为超说明书用药[1]使用。

---

[1]　超说明书用药（off Label），是指药物的应用范围超出国家药监部门审核批准的由生产厂家提供的药品说明书界定范围，包括超出适用年龄、剂量、剂型、给药途径或适应症等。——译者注

14. 饮食治疗酒瘾

除了药物或心理治疗外，生活方式、饮食结构的调整也有助于抑制酒瘾并减少酒精摄入。加强锻炼，减轻压力，避开酒局，这些都会让你整个人焕然一新。知易行难，却值得一试。在减少饮酒期间，遵循正确的饮食习惯是非常重要的。在网上搜索关键词"酒瘾和饮食"，你可以找到一些不错的对抗酒瘾的饮食提示。由于酒精会降低大脑中的多巴胺水平，因此必须通过正确的饮食来提升多巴胺的含量，以达到稳定的精神状态。下面列举了一些重要的饮食建议：

1. 少喝咖啡。咖啡确实能在短时间内提升多巴胺水平，人会有暂时的愉悦感，但从长期效果上看，经常大量饮用咖啡会使多巴胺的分泌减少。

2. 全麦食品（全麦面包、全麦面食）有助于保持血糖水平稳定。这一特点对脑细胞有益，因为它可以防止低血糖，而低血糖会使你渴望甜食和酒精！

3. 食用水果和蔬菜，特别是香蕉和葵花籽。应通过食补的天然方式提升多巴胺含量，此外大脑中的神经递质血清素的水平也会提高，这有助于对抗焦虑和抑郁。

4. 首选富含蛋白质的食物，如鸡蛋、鸡肉和鲑鱼。

回到本章的主题"健脑饮食"，我们的大脑需要能量来维持正常运作，只有这样，我们才能实现思考、记忆和情感等功能，并且免于成瘾症的困扰。

第十章

当奖励系统异常时：
奖赏缺陷综合征

　　食物成瘾和酒精成瘾如同一枚硬币的两面，两者都与奖励和动力系统有关，但有时也会出现系统程序编码错误的情况。成功经历、一顿美食、一杯好酒或期待已久的晋升都不足以带来满足感，奖励系统索要的越来越多：更多的食物、更多的酒、更多的工作！奖励系统异常兴奋，需要不断加强的刺激和成瘾性递增的药物来使之恢复平静，至少使人产生短暂的幸福和满足感。这种情况被称为奖赏缺陷综合征。它会造成诸多精神疾病，是成瘾症的主要病因，例如酒精成瘾、食物成瘾、赌博成瘾、尼古丁成瘾、鸦片成瘾、色情成瘾、性成瘾和兴奋剂成瘾。奖赏缺陷综合征看来是成瘾的一个重要因素。

　　奖赏缺陷综合征由神经学家肯尼斯·布鲁姆（Kenneth Blum）于1996年首次提出。他试图解释奖励系统在人类个体上的差异性：为什么有的人站上赛跑领奖台就会感到幸福，而有的人却要靠喝酒或注射海洛因才能获得同样的满足感[1]？肯尼斯·布鲁姆用多巴胺D2受体的基因变异来解释这种现象。此后，许多人认为肯尼斯·布鲁姆发现了酗酒基因，或许的确如此。

　　这种基因决定了神经元表面的多巴胺受体结构，是研究成瘾和许多其他精神疾病的关键。前文中我们常常提及带来幸福感的递质多巴胺，那么多巴胺究竟在大脑中是怎样引发幸福感的？换句话说，幸福感是怎么产生的？

神经细胞对多巴胺信号有特定的接收部位，其工作原理类似于你用手机给别人打电话，别人看到显示屏上你的号码之后选择接听电话；如果来电是未知号码，人们可能拒接。这些接收部位也称为受体，位于神经细胞表面，等待"来电"将其唤醒，或者按照科学的说法，等待多巴胺信号的刺激。现今发现的多巴胺受体有5种，编号自D1至D5。我们最关注的是D2受体，因为它主要位于伏隔核和幸福奖励系统的其他结构中。D2受体接受刺激后会导致幸福和奖励系统被激活，从而产生愉悦感和幸福感[2]。

1. 幸福密钥

肯尼斯·布鲁姆研究发现，就像眼睛或头发的颜色一样，多巴胺D2受体具有遗传多态性，因此每个人对多巴胺的敏感度也不同。

假如你有一栋公寓楼的总钥匙，完美适配1号房和2号房，用这把钥匙也可以打开其他房间，只不过要略费周折：钥匙与锁的契合度有问题，你必须找准位置，按住门，才能在锁眼里转动钥匙。多巴胺受体就类似这把锁。

遗传了D2受体基因某种变异的人群，其幸福系统的钥匙无法与之百分之百适配。这就是为什么当他们收获成功或取得令人称赞的成就时，也很难体验到幸福感，因为他们无法感受到快乐或自豪。因此，他们会更易被成瘾物质诱惑，从而刺激到奖励系统以获得幸福感。下面的表格（基于肯尼斯·布鲁姆的研究）显示了奖赏缺陷综合征的症状。

表10-1　奖赏缺陷综合征(肯尼斯·布鲁姆)			
成瘾症	冲动行为	强迫	人格障碍
毒瘾	注意缺陷多动障碍综合征	性上瘾	反社会人格障碍
尼古丁瘾	妥瑞氏症	赌瘾	攻击性人格障碍
食物成瘾/病态肥胖	自闭症		人际交往障碍

　　如果D2受体由于遗传原因对多巴胺不够敏感，日常生活中的小乐趣和小成就便无法刺激大脑产生幸福感，最终就会情绪低落、抑郁，渴求更强烈的刺激或成就感。某些促使奖励系统兴奋的物质可以达到这种效果。当然，人们也可以通过极度的紧张刺激来启动幸福和奖励系统，例如蹦极和其他类型的极限运动。但这并不意味着每个蹦极者都一定有奖赏缺陷综合征，效果因人而异。

2. 赌徒

"我好像发烧似地把一大堆钞票押在红色上。然后，我才骤然清醒过来。整个晚上，整场赌局，只有这一次，出于恐惧，我打了个冷战，手脚颤颤发抖。我惊恐地意识到，这对我来说意味着什么损失！我赌上了我的人生！"这是陀思妥耶夫斯基的小说《赌徒》中的一段话。在《临床词典》(一本按字母顺序列出最常见和最重要的医学术语的医学词典) 中，对于关键词"成瘾和依赖"解释如下："对于积极体验或规避不愉悦情况的强烈的，过度的，有时甚至是强迫性的渴望。"这一释义不仅包含对某些成瘾物质的依赖，还包括对某些特定行为的依赖，如工作成瘾、媒体成瘾、赌博成瘾。赌博成瘾指病态的或强迫性赌博，其特点是"患者"无法拒绝赌博、投注带来的刺激感，全然不顾其对个人、家庭、工作的影响。与沉迷于海洛因、可卡因类似，赌博成瘾者心心念念的只有一件事，那就是赌博。在《疾病和有关健康问题的国际统计分类》中，赌博成瘾与偷窃癖 (病理性偷窃) 和纵火癖 (病理性纵火) 一样，被归类于"习惯与冲动障碍"。根据维基百科，赌博成瘾的症状为频繁地或周期性地赌博，终日思考赌博技巧和赌金筹措；不考虑损失，赢钱之后扬扬得意，输钱之后债台高筑。此外，类似酒精成瘾，试图抵制赌博冲动也是赌博成瘾的症状之一。

当一个赌徒孤注一掷时，他的大脑里究竟发生了什么？

3. 金钱让世界运转

钱在大多数人的生活中有着举足轻重的作用，挣钱或获得酬劳已经深深扎根于人类的神经生物学进程中。如果追溯到石器时代，获得金钱就相当于人类祖先猎杀到一头鹿时的成就感，因为在一段时间内一家人都不必忍饥挨饿了。

获得金钱的方式多种多样。如果父母富裕，孩子可以通过继承遗产获得财富，当然这种方式不会引起太大的情绪波动；或者通过工作每月收到工资，这是对自己在单位辛勤劳动的奖励。当我还是小学生时，暑假期间我在一个建筑工地里帮忙。我的工作是清理运输车辆往来留下的零件，这是一种重体力活。每到周末，会计会发给每个工人一个袋子，里面装着他们的工资和一张工资条：这是对所做工作最直观的奖励。我确信，当我拿到酬劳的这一时刻，我的大脑中的幸福系统被最大限度地激活，得到奖励的兴奋感随之袭来。

　　当然，想要体验到这种幸福感，不一定要每天顶着烈日在工地清理货物、搬运水泥，完全可以通过更简便的方式。当我周五去采购时，总会观察报亭前的填写彩票数字的人群。本期彩票头奖金额越高，聚集的人就越多。如果奖金达到1000万欧元，报亭就会爆满，仿佛50万欧元还不足以摆脱所有金钱方面的烦恼。彩票、赌场、网络扑克等各种形式的赌博一直都让人着迷。对大多数人来说，赌博是放松和娱乐，但对某些人来说，赌博则让人倾家荡产。为什么会有这般悬殊的差异呢？

　　来自位于美国马里兰州贝塞斯达的国家酒精滥用与酒精中毒研究所（National Institute on Alcohol Abuse and Alcoholism in Bethesda, Maryland, USA）的神经学家布莱恩·科诺森[3]（Brian Knutson）曾提出疑问：没有赌瘾的正常人在玩赢钱的游戏时，他们的大脑中会发生什么？受试者首先通过视频游戏练习操作技巧。屏幕上出现一个白色长方形，4秒内再出现一个彩色目标，受试者必须尽快点击彩色目标，每击中一次目标就可以得到1美元。如果没有击中，就拿不到钱。实验在磁共振功能成像下进行，输赢前后大脑结构的活动被监测。正如预期的那样，当受试者击中目标并期待奖金入账时，他们的奖励系统，特别是伏隔核被激活。然而，令人惊讶的是，当他们没有击中目标并且知道损失了这笔奖金时，奖励系统也被同等程度地激活了。

乍一看，这似乎不符合逻辑：为什么在经历失望和金钱损失时，大脑要发出奖励、快乐和激励的信号？这还是与多巴胺在动力、奖励系统中的作用有关。如果你求职被拒，你在感到失望的同时也会受到激励，让你在未来有更好的表现：润色你的求职材料，面试前整理着装。这意味着，每一次失望也蕴藏着一丝转机。

奖励系统中的许多神经细胞负责产生幸福感。然而，也有一些神经细胞专门负责再次产生愉悦状态，从而维持并控制动力。例如，它们负责确定我们想要实现的目标和为之付出的努力。换句话说，奖励系统不仅在取得成就的情况下启动，也会在失败和受罚时被激活。奖励系统让我们在成功时享受胜利的果实，反之则激励我们继续奋斗。

4. 赌瘾让奖励系统失灵

耶鲁大学的马克·波坦扎[4] (Marc Potenza) 团队通过磁共振功能成像技术对病态赌博成瘾者和无赌瘾者进行比较。实验使用了与科诺森相同的赢钱游戏，为了便于理解，图10-1展示了科诺森团队的实验过程。

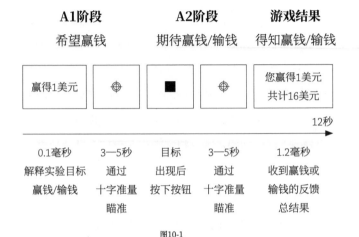

A1阶段   **A2阶段**   **游戏结果**

希望赢钱   期待赢钱/输钱   得知赢钱/输钱

| 赢得1美元 | ⊕ | ■ | ⊕ | 您赢得1美元
共计16美元 |

12秒

0.1毫秒	3—5秒	目标	3—5秒	1.2毫秒
解释实验目标	通过	出现后	通过	收到赢钱或
赢钱/输钱	十字准量	按下按钮	十字准量	输钱的反馈
	瞄准		瞄准	总结果

图10-1

在A1阶段，受试者被告知有望在这个游戏中赢得1美元，受试者需要用十字准量瞄准。在A2阶段，当一个方块出现时，受试者需瞄准并按下按钮，大约3秒钟后受试者将被告知是否赢得了1美元。等待期间，将通过磁共振功能成像技术对受试者脑部活动进行监测。

结果显示，在等待期间，无赌瘾组的奖励系统极度兴奋，他们对结果翘首以盼：赢钱还是输钱了？职业赌徒则不然，他们无动于衷，表现出置身事外的样子，大脑奖励系统也没有被激活。前额皮层和伏隔核所在的腹侧纹状体，在期待结果时并没有被激活，即没有兴奋也没有期待，一片平静。就像患有奖赏缺陷综合征的酗酒者一样，病理性赌博成瘾者的奖励系统难以激活，只有不断加大筹码、寻求更大的刺激，他们才能感受到奖励系统所带来的幸福感。

如果你身边的亲友伙伴赌博成瘾，你可以做些什么呢？某网站给出了答案：

⦿ 病理性赌博是一种疾病。越早接受治疗，就越有可能尽快康复。外部专业帮助是必要的。亲属（伴侣、子女等）应寻求成瘾咨询中心、成瘾自救团体或赌瘾服务热线的帮助。

⦿ 对赌瘾问题视而不见或者希望问题自行解决，只会拖延情况并增加困难，尽早开始行动吧。

⦿ 了解体育赌博和病理性赌博的危害。

⦿ 建议多与人交流：与信任的人谈谈你的处境；谈话对象最好是你的家人以外的人，比如朋友。

⦿ 有专门为病理性赌徒的家属开设的咨询服务，你可以在那里遇到被同样问题困扰的人，互诉衷肠。

⦿ 澄清你的财务状况相当重要。在许多情况下，债务咨询是必要的，不要把钱和信用卡借给赌徒。

第十一章

你需要的只是爱

　　一个晴朗的夏日，我和朋友们坐在一家湖边餐厅的露台上，湖面上一对天鹅带着雏鸟列队款款游过。一对老夫妇坐在邻桌，默默地吃着草莓奶油蛋糕。看到天鹅，女人叹了口气说："天鹅忠于爱情，其中一只死了，另一只就会孤独终老。""我不相信，"她丈夫冷冷地回答，"在动物界没有忠诚一说，忠诚只是对人类的要求。"

　　我们碰巧听到了这段简短的对话。随后，这个话题掀起了我们关于天鹅是否终身忠贞不渝的热烈讨论。有几个朋友确信事实并非如此，而其他几个朋友则认同邻桌女人的说法：天鹅一生忠贞不渝。我发现，这个讨论非常感性，人人都各抒己见，无论是已经离过一次或几次婚的单身汉，还是婚姻岌岌可危的伴侣。回到家后，为了查证这件事，我首先在维基百科上查询了关键词"天鹅"。过去，烤天鹅是英格兰王室的一道菜肴：1251 年，英格兰国王亨利三世曾在圣诞宴会上用 152 只天鹅来招待宾客。此外，还有一段文字："夫妻双方相守一生。人们通过观察一群疣鼻天鹅发现，97% 的成功繁殖的天鹅第二年会与同一伴侣继续繁殖，夫妻分离的情况极为罕见。苔原天鹅寿命可达 27 年，其中至少 19 年有固定的配偶关系。所以，失去配偶的年老天鹅很难再找到新的伴侣。"因此，餐厅邻桌那位看起来不太幸福的女人是对的：天鹅夫妻相濡以沫、忠贞不渝。但她丈夫所言也无可厚非，因为这种一夫一妻的单配偶型动物在动物界确实极为罕见。

单配偶型动物在动物界中占比不到5%，草原田鼠就是其中之一。所幸它们与天鹅相比，个体更小，更便于实验观察，可以饲养在实验室中以研究动物界配偶间的忠诚度。而且用草原田鼠进行研究还有一大优势，它的亲戚山地田鼠为多配偶型动物，毫无忠诚可言，常常更换性伴侣。同种动物之间是如何产生这种截然不同的配对方式和性生活习惯的？

犬儒主义者可能会说，生存困境和食物的困乏迫使配偶变得亲密起来。人们常常提到，团结和稳定的家庭关系可以提升在困顿、敌对环境中的生存机会。美国印第安纳州金赛研究所 (Kinsey Institute in Indiana, USA) 的神经学家苏·卡特 (Sue Carter) 对忠诚度的相关因素进行了详细研究。她发现，决定啮齿动物性忠诚度的并非外界环境，而是交配行为中大脑释放的"爱的荷尔蒙"——催产素[1]。她注意到，多配偶的山地田鼠的交配行为与单配偶的草原田鼠有着天壤之别：一旦找到另一半，这对草原田鼠就会不知疲倦地交配[2]，这场"性爱马拉松"持续时间长达40小时；相比之下，山地田鼠第一次性交时间只有几个小时，而常见的仓鼠交配仅能持续30分钟左右。

交配的时长与伴侣忠诚度之间是否有联系？无论如何，草原田鼠的性爱马拉松对这对配偶产生了持久的影响，它们余生都忠于彼此。快乐和奖励的中枢伏隔核极有可能再次发挥了决定性的作用，这个区域的神经细胞表面有多巴胺受体和催产素受体。来自佛罗里达州的穆罕默德·卡巴伊[3]（Mohamed Kabbaj）2013年的研究表明，长时间的性交会增加伏隔核内催产素受体和多巴胺受体的密度，有助于形成性忠诚[4]。

这已经涉及表观遗传学，令人兴奋不已。长期以来，人们认为遗传性状只能通过DNA的随机突变而改变。通过这些研究人们得知，行为、环境等外部因素也可以永久地改变遗传特征，后文会对此进行详细说明。

让我们先回到对草原田鼠的研究：过度交配产生新的催产素受体，从而保证了田鼠配偶间的紧密联系和性忠诚。苏·卡特通过药物方式阻断了这些新产生的催产素受体，使伏隔核神经细胞无法受到催产素刺激。实验结果显示，草原田鼠配偶间的联系变弱，甚至完全丧失。

我们对此并不陌生：在恋爱初期，情侣间爱意满满，总想腻在一起，耳鬓厮磨。相应地，催产素长期处于高水平状态，产生情侣间的紧密联系感。经过热恋阶段，当两人回归日常生活，性生活频率明显下降，催产素水平大大低于热恋时期，情侣间的联系也逐渐减弱。

草原田鼠夫妇也知道这个问题，毕竟它们不可能为了维持催产素水平和稳固配偶关系而一次又一次地进行长达40个小时的交配。因此，至关重要的是蜜月期之后。发情期过后，非一夫一妻制的啮齿动物在雌性受精、雄性完成职责之后会马上分开。相比之下，一夫一妻制的草原田鼠夫妇即使在发情期和交配高潮之后，仍旧享受着二人时光，它们依赖彼此，并且仍有很多的身体接触。不管受精与否，它们都会继续进行性接触，只是不再像第一次那样放纵且耗力，通常也只持续几分钟之久，但这种接触还是加强了啮齿动物夫妇的一夫一妻制关系。正如苏·卡特的研究团队发现的那样，这是因为催产素作为一种爱的荷尔蒙被持续释放。

《科学光谱》（*Spektrum der Wissenschaft*）杂志1993年发表了苏·卡特的一篇文章，其中写道："基于所有实验结果，我们认为，性交甚至与伴侣的身体接触（作用较小）都可以使雌性草原田鼠分泌催产素。催产素维系并巩固了草原田鼠的社会关系。"[5]

尽管苏·卡特警告说，不要把草原田鼠的情况照搬到人类身上，但是草原田鼠展现的配偶机制是一种扎根于生物学的行为模式。谁也无法断定，也许人类永恒忠诚的秘密也基于定期的性生活和亲密拥抱呢？

这让我想起了一位患者，他年过八旬，是一名牧师。他曾因腿部神经炎前来就诊。当我们熟悉之后，他终于开口请我为他开具增强性功能的药物处方。他看到我一脸惊讶的表情，告诉我他和他即将80岁的妻子还常常进行性生活，这对他们的夫妻关系非常重要。老人继续解释说："没有性，我们不会成为如此亲密的夫妻。"毫无疑问，性在人类身上也创造了一种纽带，原因同样是性行为期间催产素被释放，每次性行为都能再次加强夫妻之间的联系。

那么，对草原田鼠的性生活的研究又告诉了我们什么呢？人类不是田鼠，至少大部分情况下不像，但也许多少有一点相似性。亲密关系来自于身体上的亲近，但不一定是性行为，通常意义上的拥抱就足以刺激奖励系统的催产素受体。此外，我们可以确信：忠诚、敬意和团结等感觉与我们大脑中的荷尔蒙作用密切相关。

1. 卡萨诺瓦基因

前文曾提过，催产素有一个近亲——精氨酸加压素，它在我们的亲密关系中的作用与催产素有交集，但也有部分作用截然相反。这两种激素的相互作用及其对人类爱情和婚姻幸福的意义尚未有定论。已得到证实的是，如果通过药物阻断动物大脑中催产素或精氨酸加压素的受体，其交配过程会变得非常短暂，而且交配后双方很快就会对对方失去兴趣。相反，如果注射精氨酸加压素，动物更容易进行配对，并且不需要长时间的前戏就能交配。简而言之，精氨酸加压素对人与人之间的纽带关系作用不大，它负责性吸引，提升性欲，或者直白地来说，它让人性欲高涨。例如，通过鼻腔喷射精氨酸加压素后，受试者能更快地识别文本中带有性色彩的表达。与催产素相反，精氨酸加压素能够让人不需要拥抱等铺垫就能迅速成为性伴侣，在这种激素的作用下，可以立即开始性交。

大脑中的精氨酸加压素受体被称为"V1aR受体"。我们已经知道，精氨酸加压素与V1aR受体的结合机制就像一把钥匙插入一把锁，从而刺激相应的神经细胞。研究显示，奖励系统、动力系统的核心区域，尤其是伏隔核、腹侧纹状体、丘脑的部分区域，分布着相当密集的V1aR受体。而且，单配偶型物种大脑中的受体密度远远大于频繁更换性伴侣的多配偶型物种。或许可以将其看作大自然的一点补偿，使一夫一妻关系不会太过无聊，因为高度密集的V1aR受体会带来巨大的兴奋感！

来自斯德哥尔摩的卡罗林斯卡学院的哈泽·瓦卢姆

(Hasse Walum) 和拉尔斯·韦斯特伯格 (Lars Westberg) 研究了V1aR受体对人类或实验动物的交配行为是否有相同的作用[6]。换句话说，他们想查证从神经生物学层面来看，人类究竟是单配偶型还是多配偶型动物。为此，瓦卢姆和韦斯特伯格对1899名男性进行了基因研究，详细询问了他们的感情状况和配偶关系的稳定性，也采访了他们的女性伴侣。首先确认受试者是否已婚，或是否有稳定的伴侣，据此发放不同的问卷进行调查。例如，询问配偶间如何亲吻或爱抚、如何进行性生活、如何争吵等。同时，他们还研究了V1aR受体的遗传特征。

V1aR受体的结构，或者更确切地说，激素与受体结合的牢固程度决定了我们的遗传物质。每个人细胞核的染色体上都载有从父母那里继承的V1aR受体的基因序列。由于每个人都是独一无二的，基因构成也各不相同，因此受体的基因序列也因人而异。V1aR受体基因主要有三种变体，学术上称之为多态性。基因控制蛋白质的合成，如果具体到精氨酸加压素，基因决定了激素的合成，基因变体即多态性，决定了激素的合成量。由于具有多态性，血液循环中的精氨酸加压素含量因人而异。瓦卢姆和韦斯特伯格研究发现，具有某种基因变体的男性在两性关系和纽带联系测试中得分最低。研究人员将这个基因片段命名为

334变体。有334变体的男性的离婚率和独居率更高，婚姻不和谐的可能性也更高。此外，相较于其他两种基因变体，334变体携带者的妻子对于婚姻状况的满意度更低。那么，人与人之间的纽带关系是否取决于激素与受体的结合度，它是否会遗传？和苏·卡特一样，瓦卢姆和韦斯特伯格也强调，除了遗传因素，社会环境、教育等其他因素也对其有影响。

然而，可以肯定的是，VlaR受体的多态性不仅影响人的婚姻忠诚度，而且对其整体的社会行为也很重要；此外，它还能调节动物和人类的大脑对外部刺激的反应，这种功能也被称为感觉运动门控。VlaR受体基因的变异可能会使大脑对外界环境的刺激更加敏感，从而导致出现攻击性行为，在极端情况下可能使人患上精神分裂症。

2. 从脑部影像看爱情

爱情、忠诚和社会行为不仅可以通过动物实验或在基因实验室中进行研究，还可以通过现代功能成像技术进行研究。来自德国图宾根的科研人员安德烈亚斯·巴特尔(Andreas Bartels)通过磁共振功能成像技术对情侣进行研究[7]。他刊登了一则广告，寻觅热恋中的情侣参与实验，结果共有

70人报名参加。首先，需测试受试者对爱情是否严肃认真，以此来确定他们是否真的如其所言那般深爱着对方。测试过后，有17位受试者的热恋程度令研究人员信服，其中女性有11位。科研人员利用磁共振扫描仪观察受试者热恋时的大脑状态。在扫描过程中，受试者会看到他们正在思恋的女友或男友的照片；此外，还会给他们展示与其关系一般的熟人照片。

实验结果显示，当看到深爱的伴侣时，受试者大脑中主要被激活的区域为前扣带回，也就是兴趣和动力中枢。此外，奖励系统的部分区域和岛叶也被激活。岛叶藏于大脑皮层褶皱内部，其功能尚未完全明确，但是它在移情能力（与他人产生情感共鸣的能力）和习惯保持中的作用已得到证实。病变研究证明，重度吸烟者在中风导致岛叶受损后，烟瘾也消失了。安德烈亚斯·巴特尔的实验发现，岛叶在热恋中也被激活了。但是，巴特尔的实验有一个重要前提：必须是单纯的浪漫爱情，不涉及性欲或爱抚。在看到爱人照片或与之相遇时，他们肚子里仿佛有蝴蝶翩翩起舞[1]。美国神经学家莫滕·克林巴赫（Morten Kringelbach）认为，负责恋爱感觉的大脑区域与负责食欲的相同。此外，当海洛因成瘾

[1]　德语俗语，形容坠入爱河的感觉。——译者注

者犯毒瘾时，大脑奖励系统的部分区域也会活跃起来[8]。

当然，也有与性、肚中蝴蝶无关的其他浪漫爱情，例如恋物。一位邻居在给他的汽车抛光打蜡时对我说："我爱我的汽车胜过爱我的妻子。"据我所知，目前还没有关于车主对其汽车的感情的磁共振研究，而且汽车也放不进扫描仪里。

还有一种无私利他的原始之爱——母爱。对此，巴特尔和他的同事开展了另一项实验[9]。他们在磁共振扫描期间向20位母亲展示了她们自己的和别人孩子的照片。

将实验结果与先前实验中热恋情侣的结果相比较，就会发现共通之处：两组人群的奖励系统均被激活，特别是催产素受体和VlaR受体密集分布的区域十分活跃。

值得注意的是，无论是热恋情侣还是母亲，与消极情绪或负面社会价值有关的大脑区域均被关闭，比如额叶部分区域、后扣带回部分区域。实验证明，当人们看到自己的爱人或孩子时，大脑关闭负面中枢，然后完全切换到幸福、满足状态。这实在是棒极了！

中国重庆大学神经学家宋宏文领导的研究小组发现，恋爱中的人即使没有看到伴侣的照片，相关大脑区域也会保持活跃[10]。在静息状态下（即前文中提及的大脑默认模式网络），人们思想自由驰骋，不受刺激的影响。因此，大脑可以巩固恋爱中的神经细胞状态，即使没有外界刺激（看到爱人或者爱人在身边），奖励系统也可以保持基本的活跃状态，持续提升幸福感、动力感，这也解释了为什么坠入爱河的人看上去总是神采奕奕。中国研究人员还注意到，恋爱的人在大脑默认模式网络下，负责社交、移情的区域仍然处于活跃状态。他们随后监测了长期没有恋爱的单身人士的大脑数据，发现在他们在大脑默认模式网络下，奖励系统没有被激活。

3. 性高潮

大多数人达到性高潮时，会感到极度幸福。可是当身边环绕着冰冷的仪器，一旁又有研究人员观察时，人很难达到真正的性高潮。尽管如此，研究人员还是得到了相关实验数据，并从中了解到男性和女性在性高潮时的大脑活动。

男性射精时的大脑活动如何？早在2003年，荷兰格罗宁根大学的格特·霍尔斯泰格（Gert Holdtege）就对此做出了关键性的解读[11]。霍尔斯泰格没有利用磁共振功能成像技术捕捉大脑的功能图像，而是用PET跟踪放射性标记物（标记物为氧同位素——^{15}O）在大脑中的分布。实验原理在于，无论大脑中哪个区域的神经细胞被激活且活动频率增加，都需要耗费大量的氧气，这一过程可以通过PET显示出来。由于 ^{15}O 的半衰期为两分钟，霍尔斯泰格甚至能够在高潮前、高潮中、高潮后分别完成多次跟踪扫描。

他的实验有一个相当大胆的设计：异性恋男性受试者躺在PET设备内，他们的伴侣在一旁辅助他们达到高潮。实验结果让人震惊：在射精过程中，大脑的活跃状态与吸食可卡因或注射海洛因时完全相同。其中，最活跃的区域是脑干部位的中脑与间脑的过渡区，以及对于奖励系统有关键作用的中脑腹侧被盖区。中脑腹侧被盖区在摄入可卡因、海洛因后也呈现出高度活跃的状态。霍尔斯泰格还指出，海洛因成瘾者在注射海洛因时，会体验到类似性高潮的感觉。原因是男性在高潮期间，大脑的活跃区域与毒品刺激的区域相同。此外，霍尔斯泰格还发现，在性行为和射精过程中，男性的额叶不再活跃，即有意识的理性思维被抑制。

女性高潮时的大脑是怎样活动的？美国性学家巴里·库米萨勒克（Barry Komisaruk）运用磁共振功能成像技术对此进行了研究，受试者为来自新泽西的女性，通过自我刺激阴蒂达到性高潮。根据研究结果，虽然性兴奋状态下女性大脑的激活模式与男性非常相似，但也有特征性差异。例如，女性性高潮时，大脑皮层（负责计划和理性）被激活的区域明显多于男性，尤其是前额皮层，它在男性性高潮时基本处于关闭状态，而在女性性高潮时活动强烈；此外，下丘脑在女性性高潮时也受到了强烈刺激，下丘脑负责释放催产素，催产素可以引发子宫收缩，同时，如前文所述，这可以促进人与人之间纽带关系的建立。

两种性别的人的反应有一个共同点，即在高潮的时刻，大脑奖励系统的核心区域伏隔核被激活，大量分泌多巴胺，从而产生极大的幸福感。然而，促使男性产生高潮的中脑腹侧被盖区在女性身上的激活程度较弱。

4. 性行为有益健康

在统计学上，定期的性生活并且每年100次以上的性高潮可以显著预防心脏病发作。根据卡菲利研究（the Caerphilly Study）的调查结果，这一点已在男性身上得到证实。该研究精确记录了918名男性在10年内的生活习惯和健康状况，例如性生活频率等[12]。关于性生活的益处，马丁·路德（Martin Luther）也曾说过一句名言："一周2次，对他和她都没有害处。"根据这位伟大的政治家的建议，一个人每周都应该有2次性生活。这与卡菲利研究得出的结论惊人地吻合，即每年100次以上的性高潮有延年益寿的功效。

毫无疑问，性行为有益健康。性高潮和肌肤相亲促进了幸福荷尔蒙的释放，同时抑制了压力荷尔蒙皮质醇，并且刺激免疫系统，预防感染和癌症。这一点在男性和女性身上都得到了证实。性高潮研究者巴里·库米萨勒克发现，女性在性行为后，负责抵御感染的白细胞数量增加了20%[13]。

因此，健康长寿的方法之一就是：与你的伴侣进行有规律的性生活。不一定非要达到性高潮，高潮对于情感激素的释放和有益的免疫变化并非必要条件，即使是低程度的亲密接触也可以产生这些效果，比如拥抱、亲吻和抚摸。

5. 海洛因等带来的虚假幸福感

在电影《猜火车》(*Trainspotting*) 中，悲伤不已的主角马克·瑞顿 (Mark Renton) 曾这样描述注射海洛因之后的感觉："把你最好的性高潮乘以1000倍也远远赶不上嗑药的快感。"如果奖励系统发现者詹姆斯·奥尔兹的实验老鼠能说话，可能也会这样描述探针不断刺激奖励系统而产生的幸福感。海洛因和其他阿片类药物刺激的远远不止是中脑腹侧被盖区的高潮中枢，而是整个幸福和奖励系统。在一次聊天中，一位海洛因成瘾者描述："全身仿佛都被包裹在棉絮中，心中流淌阵阵暖意，让人难以抗拒。"

海洛因是以吗啡为合成起点，通过各种化学步骤制得的。吗啡是鸦片的一种衍生物，鸦片则是由罂粟被划破后流出的乳白色汁液风干而成。根据《德国联邦麻醉药品法》，作为一种强效止痛剂和镇静剂，吗啡被准许用于医疗，可缓解癌症患者和濒死者的疼痛。

就兴奋作用而言，海洛因的效果比吗啡更强，作用更快。海洛因可以轻松地通过血脑屏障，如果通过静脉注射，海洛因可以立即到达大脑。此外，海洛因是脂溶性的，而大脑由脂肪和水组成，这意味着它能迅速扩散到你的整个大脑中。海洛因在体内被分解为吗啡，该过程通过一种分子化合物完成，这种分子化合物牢牢附着于阿片受体上，决定了幸福感的来源。

6. 阿片受体：幸福制造者

阿片受体主要分为三类，分别是 μ、δ、κ。它们的作用也不尽相同，有的可以抑制疼痛，有的负责产生兴奋。

整个大脑都分布有阿片受体，在脊髓中，甚至是通向四肢的周围神经中，也能找到阿片受体。它们控制着对痛觉的感知和对一般疼痛的处理；此外，阿片受体也负责调节压力、心理状态、免疫进程。

在大脑中，阿片受体集中分布在大脑皮层，尤其是额叶和奖励系统所在的边缘系统。此外，意识之门丘脑也分布着相当多的阿片受体。当人受到重伤时，例如交通事故导致骨折和脏器受伤时丘脑部位的阿片受体可以阻断疼痛感。人在身负重伤后丘脑关闭，受伤部位传来的信号无法传入大脑皮层，因此不会引起人的注意。阿片受体也在其中发挥作用，人体内源性阿片类物质与之对接，从而更大限度地抑制疼痛感。最终，当急救医生到达时，为其注射止疼类药物和吗啡，同样也是为了让药物与这些阿片受体结合。为了免受疼痛的折磨，大自然已经为人类预设了这道程序。

药理学家盖塔诺·迪·基亚拉（Gaetano Di Chiara）曾长期在意大利卡利亚里大学从事教学与研究工作。他得出结论：成瘾物质通常会激活伏隔核以及杏仁核部分区域的多巴胺系统，并诱发其兴奋，从而使人们产生幸福和陶醉的感觉[14]。他称这种状态为"State Hedonia"，类似于我们所说的"狂喜"。然而，他同时指出，虽然受到奖励和鼓舞也可以使人们产生幸福感，但与成瘾时感受到的强度却不同。这正是问题的关键所在。

7. 成瘾过程

许多瘾症研究人员认为，毒瘾的成因是巴甫洛夫提出的经典条件反射机制。人在吸食毒品后会体验到终极的快感，仿佛经历过非同寻常的大事或达成重要目标。每个人都渴求能尽量多地体验到这种快感，但是其中却暗藏着巨大的危险。当这种机制逐渐泛化，并形成习惯，势必会使成瘾药物的使用剂量和频率增加，这将给人带来致命的后果。

36岁的迪特尔身体一直不错，一天早上吃早餐时，他发现自己的右手无法做抓握动作。"我一定是睡觉压到神经了。"他想。而且，他感到昏昏沉沉，头晕目眩。再后来，他发现走路时右腿使不上劲。他的妻子随即拨打了急救电话。他被初步诊断为中风，立即被救援直升机送到我们医院，被收入卒中中心，即中风病人的加护病房。入院时患者有右侧面瘫症状，当他接到露出牙齿的指令时只能自主活动左脸。此外，他右手有明显的中度麻痹症状，右拳握力明显弱于左拳，右腿抬起困难。这些都是中风的典型症状，而患者年仅36岁！

通过头部磁共振成像，我们发现了患者脑部微血管病变的典型微小病灶，病灶分布于整个大脑。脑血管的细小分支堵塞导致诸多局部神经组织因缺氧而坏死，这就是微血管病变。这位年轻患者脑部至少有6处微血管病变。导致这种病变的最常见原因是未加干预的严重高血压、糖尿病和吸烟。但是患者发病前身体非常健康，经常锻炼，不吸烟，少量饮酒。我们百思不得其解，尽管进行了深入检查，但还是无法找到他中风的原因。

经过两星期的康复治疗后，他来到我的门诊复查。康复治疗卓有成效，他只有右手还不能活动自如，但右腿麻痹症状已经完全消失了。

"为什么一定要找到中风的原因呢？"他问，"我觉得自己已经康复了。"我回答说："因为到目前为止，您至少应该已经小中风6次了，其中一次引发了目前的症状，其他的您还没有察觉到而已。而且这只是冰山一角，如果任其发展下去，脑损伤将加重，您可能会无法正常思考，出现记忆障碍，然后发展为失智，类似阿尔茨海默病。"

这个年轻人坐立不安。"我不知道这有没有关系，我是个自由职业者，工作压力很大，为了放松，周末我会吸一口，工作日有的时候也会来一口。"

"吸一口什么？"我问，"鼻烟吗？"

"鼻烟？当然不是了，是可卡因。您可能想不到有多少人鼻吸可卡因，我的压力实在是太大了。"

谜底揭开了！鼻吸可卡因颗粒可能造成脑部大血管和微血管损伤。通过鼻吸方式，可卡因颗粒无法完全溶解，会以相对较大的块状物形式进入血液循环，血液中抵抗细菌、病毒的免疫细胞使得可卡因颗粒失去毒性并将其合成较大的复合物。这些复合物难以被分解，最终沉积在血管壁上。

一年后，迪特尔来做例行复查。他骄傲地说，他已经完全戒掉了可卡因，而且磁共振成像显示其脑部没有出现新的微梗死灶。

1993年，德国联邦议院回应问询时公布[15]，德国目前至少有33万名可卡因吸食者。这个数据来源于慕尼黑治疗研究所的估测，这个数字相当可观。即使在联邦议院，人们吸食可卡因也是屡见不鲜。2000年，私人广播公司SAT.1曾发布过这样的一项调查结果：一家制药研究所对德国联邦议院非自由出入区域的28个洗手间的擦拭样本进行了分析，其中有22例呈可卡因阳性，某些洗手间的马桶甚至测出高浓度可卡因成分。"这种浓度都能引来缉毒犬。"研究人员评论称。

不幸的是，毒品已经渗入整个社会，通过酒精和毒品刺激幸福和奖励系统已变得轻而易举。但是我们应该牢记大脑这套精密系统的真正功能是利用生活乐趣、创造力带来的喜悦、自我实现以及满足感。

第十二章

男性和女性

1. 女性大脑 vs 男性大脑

德国幽默作家罗里奥特 (Loriot) [1] 著有《男人和女人就是不合拍》，书名有谐谑意味，悖于人类繁衍和社交的需求，即两种性别的和谐共处。男性与女性的大脑结构相同，原则上不存在所谓的"女性大脑"和"男性大脑"。然而，两种性别在行为方式和对外界环境的反应方面却不尽相同。男性和女性的大脑在形态和功能上是否存在明显差异？对此，神经科学界已经进行了详尽研究。本书在第一章中谈到了两性大脑之间的一处不同：即使将女性体重普遍轻于男性这一因素考虑在内，女性大脑的平均重量也比男性大脑少100克。

但是除此之外，男性和女性大脑之间还有什么差异？费城宾夕法尼亚大学教授鲁本·葛尔[1] (Ruben Gurl) 用极高分辨率的磁共振成像扫描了40名健康中年男性和40名健康中年女性的大脑，并测量其灰质和白质的体积。神经细胞分布于灰质中，大脑中枢间的神经连接位于白质中。实验结果表明，女性大脑的灰质比例略高于男性，即女性有更多的神经细胞；相对而言，男性白质比例更高，即大脑中枢之

---

[1] 德国著名演员、导演、作家，罗里奥特是德国人对他的爱称，其本名为伯恩哈德·维克多·冯·毕洛（Bernhard Victor Christoph Carl von Bülow）。——译者注

间有更多的神经连接。按百分比计算，男性大脑左半球的灰质多于右半球，而女性大脑没有呈现这种不对称性。

这些细微差异对男性和女性的认知能力有影响吗？鲁本·葛尔团队不仅对这80名受试者进行了磁共振扫描，还让他们完成了心理测试。测试包括通常的智商测试（男性女性的智力测试结果没有差异），其中也包括语言能力的测试，例如加州语言学习测验（CVLT, California Verbal Learning Test），以及两项空间想象能力测试（线方向判断测验, Judgement of Line Orientation Test）。测试结果表明，女性在语言表达方面优于男性，她们可以在更短的时间内想到物体的更多对应词汇；男性在空间定位方面则更胜一筹，这一点在其他多项基于心理旋转测验（Mental Rotation Test）的研究中也得到了证明。空间定位是大脑右半球的功能之一，而语言功能不在右半球的职责范围内。

什么是心理旋转测验？即旋转二维或三维结构的想象力测试。举个简单的例子：闭上眼睛，设想一个指向右边的箭头，然后在脑海中把箭头转过来，让它指向左边。现在你已经在心理上把这个物体"箭头"旋转了180度，祝贺你！科学研究中通常使用的测试题目要更为复杂。我从网上找到了心理旋转测验——旋转二维或三维结构的想象力测试（见图12-1），如果你想尝试心理旋转测验，网上还有很多类似的测试题目供你选择。

图中最上面一行是基本图形，第二行是这个基本图形的旋转变体，其中一个变体与基本图形一模一样，它是三个中的哪一个？要想找到答案，你必须在头脑中翻转基本图形，并与第二行的图形反复进行比较。

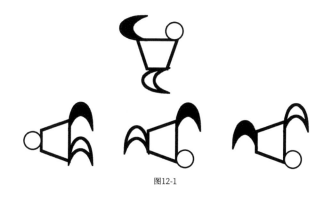

图12-1

很多基于心理旋转测验的研究表明，男性完成速度通常更快且更准确。右撇子的人的大脑左半球占据主导地位，这也就意味着语言理解和语言组织的中枢位于那里。当受试者聆听或讲话时，通过磁共振功能成像可以发现，优势半球的语言中枢被激活。1995年，耶鲁大学的神经学家对语言系统进行了研究，旨在探求两性大脑之间的差异[2]，该实验共有19名男性和19名女性参与。他们需要完成语言测试，其中包括字母识别、朗读和词语理解，研究人员通过磁共振功能成像技术对其大脑进行监测。如预期一样，男性大脑左半球的语言中枢区域在图像中亮了起来。然而，女性的结果不同，而且新的研究也不断证实了这一点：除了语言中枢，大脑左右半球的其他神经网络也被激活。由于大脑左右半球的参与，女性的语言组织和理解更具差异性和多样性。

大脑左右半球通过胼胝体连接，两个半球通过这条信息高速公路进行交流。解剖学家很早已发现，胼胝体存在性别差异，女性的胼胝体更大且更厚。研究人员对316名正常年轻人的磁共振成像进行了精确分析，证实了之前解剖学的预想：女性具有更大的胼胝体。因此，相较于男性，女性大脑左右半球之间的交流更为密切[3]。

你还记得爱因斯坦大脑的故事以及中国科学家门卫伟对爱因斯坦大脑照片的回顾性分析吗？作为男性的一员，我有些难以启齿，但得出的结论是：世纪天才爱因斯坦的大脑很小，胼胝体庞大。不同的研究证实，男性在运动技能和空间定位方面强于女性，但女性则在长期记忆和社会技能方面优于男性。

美国科学家马杜拉·英加哈利卡 (Madhura Ingalhalikar) 使用了一种史无前例的新方法来研究男性和女性大脑之间的潜在差异[4]。她运用磁共振弥散加权成像 (DWI) 跟踪、记录男性和女性的神经连接网络。这种成像技术可以描绘出水分子沿大脑神经通路的扩散、移动过程，从而使其分布和走向可视化。不同大脑中枢之间的连接系统作为一个整体，也被称为神经连接组。

英加哈利卡对428名男性和521名女性的大脑进行了扫描，并将每位受试者各个脑叶的神经连接组以图像形式呈现。结果显示，大脑中枢间的连接存在性别差异。男性的脑回路的确与女性不同，男性的神经连接组大部分位于大脑左右半球内，这意味着男性大脑左右半球内部联系紧密，但左右半球之间联系性不强。

与男性相比，女性的神经连接组着重分布在左右半球之间。这意味着，大脑左右半球交流密切，而半球内部交流相对较弱。研究人员由此推断，通过大脑半球内部密集的神经连接组，男性可以更好地将意识转化为相应行为，而女性则有更好的信息分析和直觉判断能力。

实验结果给性别争论添了一把火。之前有观点称，性别特征并非基于生物学属性，而是由文化水平和受教育程度决定的，这一结果无疑反驳了这种观点[5]。另外，实验结果也受到一个以色列研究小组的质疑。同年，该小组发表了1400幅大脑磁共振成像图片的分析报告，表示并未发现明显的性别差异[6]。

我认为，性别争论是大可不必的。很明显，男性和

女性的大脑之间存在着性别差异。同时，人们常常低估了
大脑的可塑性。例如，运动技能和空间想象能力可以通过
训练得到改善。来自加利福尼亚州的心理学家理查德·海
尔 (Richard Haier) 进行了一项研究：让年轻女孩练习电脑游戏
俄罗斯方块3个月，这个游戏需要玩家发挥空间想象力。3
个月后，女孩的运动皮层和视觉皮层的厚度明显增加[7]。

因此，大脑可以随着对其要求的变化而变化。一位作
家运动中枢的脑沟外观与一位职业运动员是有所区别的。
我想说的是，只要进行相关训练，女性大脑可以实现与男
性同等的功能，反之亦然。尽管如此，从神经学角度看，
男性和女性的大脑仍存在微小的自然差异。

2. 男性较女性会更幸福吗？

在一本关于幸福感的书中，不可避免地要考虑：男性
和女性的幸福感是否有差异？如果是的话，是否与大脑构
造的差异性有关？

研究男性或女性的幸福感并非易事，因为幸福的概念
很难定义。什么是幸福？每个人对此都有自己的解读。此
外，幸福和满足在概念上有很大的重叠。许多人对自己的
生活感到满足，但他们幸福吗？

　　宾夕法尼亚大学设有幸福和积极心理学研究中心，他们曾做过一项调查，受访者只需回答一个简单的问题：你有多幸福？有3个选项可供选择：非常幸福、一般幸福、不幸福。结果发现，幸福感似乎主要取决于年龄。年长的受访者的幸福感普遍高于年轻人，转折点在48岁。令人惊讶的是，50岁出头的男性比同龄女性更加幸福，而年轻女性普遍比年轻男性更加幸福。随着年龄的增长，情况才又发生了变化。

　　那么，又是什么因素影响了夫妻对婚姻生活的整体满意度呢？美国心理学家黛博拉·卡尔[8]（Deborah Carr）对此进行了研究，她采访了400对结婚30年以上的夫妇。

　　访问结果也令人大跌眼镜：婚姻是否和谐，首先取决于女性是否对夫妻关系满意。在婚姻生活中，男性往往幸福度不高，但是只要妻子对婚姻持积极态度，丈夫也不会有所怨言。黛博拉·卡尔对这一出乎意料的研究结果做出如下解读："我认为，这是因为对婚姻满意的女性往往会为丈夫付出更多，丈夫的生活由此得到了改善。"[9]另外，男性不像女性那样善谈，所以他们很少向妻子表达不满情绪。如果夫妻在这种关系中角色对调，整体满意度会相应下降：对婚姻满意的丈夫不会对妻子的幸福感有所助益。

3. 金钱无法带来真正的幸福

澳大利亚经济学家保罗·弗里吉特斯 (Paul Frijters) 和托尼·比顿 [10] (Tony Beatton) 针对人们在不同年龄阶段的幸福感展开研究，尤其是为何幸福感、满足感随年龄呈现U形曲线状分布。U形曲线状分布指35至50岁的中年人的幸福感低于年轻人和老年人，至少从大规模调查的结果来看的确如此。其中有一项调查自1985年起在德国进行 [11]：12000个德国家庭会定期报告他们的生活情况和生活满意度。英国也做过类似调查，收集了大量英国、澳大利亚的家庭情况进行评估。所有调查结果均为U形分布曲线。面对"在你看来，你是幸福的、不太幸福的还是不幸福的"这一问题时，年轻人大多回答"幸福"，35至50岁的人多回答"不太幸福"，幸福感曲线呈现下滑趋势，随后幸福感曲线再次上升，在60岁时达到高峰。在这个年龄段，大多数受访者生活富足且幸福。作者指出，这种调查模式 (一个问题仅仅附带三个选项) 是较不严谨的，但老年人的幸福感普遍高于中年人的确是不争的事实，美国的各种大规模调查都可以证实这一结论。

人们把中年时期幸福感下降的普遍现象称为"中年危机"。人生中段的危机情绪从何而来？心理学家和社会学家通常认为，以功成名就为主流价值观的社会强加给中年人过多的责任和压力，造成了普遍的情绪危机。但事实是这样吗？

图12-2取自亚历山大·魏斯 (Alexander Weiss) 的一项研究[12]：508名饲养员负责观察其看护的红毛猩猩和黑猩猩，并将结果记录在一份标准化的调查问卷中，其中包含动物的情绪、动物是否喜欢群体社交活动、动物的活动和目标是否顺利完成，以及是否可以从其行为中得知动物当前是否快乐。调查数据结果与人类相同，即幸福的U形曲线，但是没有显示性别差异，雌性和雄性猩猩在中年时幸福感都有下滑趋势。因此可以证明，中年时生活乐趣的下降 (也) 有生物学原因。让我们情绪低落的不仅是家庭的重担，也不只是对收入的担忧或工作的压力，也存在单纯的生物学原因。

幸福感和满意度与年龄的关系图显示为U形分布曲线。35至50岁的中年人的幸福感低于年轻人和老年人。除了人类，黑猩猩和红毛猩猩也是如此。

大脑也会发生生理变化。研究人员推测，人到中年，大脑开始发生变化，从年少时狂飙突进般的进攻战斗模式转为另一年龄阶段的沉稳平和。来自伦敦的失智症研究者瑞切尔·斯卡希尔[13] (Rachael Scahill) 对健康人的大脑定期进行磁共振成像检查。他发现随着时间的推移，大脑体积逐渐变小，神经细胞和树突的数量也在减少，其中负责记忆和问题处理的颞叶和海马体的萎缩尤为严重，阿尔茨海默病就是一个极端例子。斯卡希尔还发现，大脑萎缩速度随着年龄的增长而加快。需要注意的是，与年龄相关的大脑萎缩不一定引起临床症状，如老年性痴呆。尽管如此，随着大脑中各类物质的消减，人的社会行为也会发生变化。

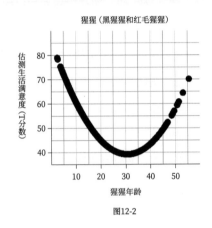

图12-2

年轻时生活充满乐趣，到中年时期有所下滑，老年时期又再度上升。然而，这条曲线不是基于人类研究调查结果绘制的，而是通过对黑猩猩和红毛猩猩进行研究产生的。

　　中年时期人体性激素分泌的变化也会对大脑的结构和功能产生影响，性激素通常对神经系统有保护作用。动物实验证实，黄体酮、睾丸素、雌二醇可以防止神经细胞衰亡，延缓大脑衰老[14]。随着男性年龄增长，睾丸素分泌减少。有很多这方面的研究，例如兰乔·伯纳多研究（Rancho-

Benado-Studie）[15]。这是一项始于1972年的流行病学研究，来自南加利福尼亚州的10000名退休人员参与其中，研究人员记录了他们的生活方式、疾病和死亡原因，同时检测了男性睾丸素水平和女性性激素水平。另外，受试者也接受了抑郁症测试。实验结果又如何呢？抑郁程度越高，睾丸素水平越低。有明显抑郁症的男性，其睾丸素含量极低。有人将这种情况称之为男性更年期。

这一结论与临床实际契合。60岁以上的男性罹患不明原因的抑郁症，往往是由于缺乏睾丸素。值得欣喜的是，可以通过药物来治疗睾丸素不足。

这种情况不是与幸福的U形分布曲线相悖吗？按照U形分布曲线，幸福感本应在老年时期再度提升。但是我们要考虑到，得出U形分布曲线的研究着重于社会学和心理学维度，衰老带来的生理指标变化和身体机能减退只是捎带一提的。对此，科学家做出的解读是：到了中年，许多人意识到很多自己曾经设定的目标和梦想仍然遥遥无期，他们不得不降低原本的期待。而老年人则会愈发感到满足。同时，老年人的身体机能逐渐减退，特别是在记忆和思维速度方面。但是，这些自然变化不一定影响幸福感。

那么，老年人大脑奖励系统的功能与年轻人相比是否有差异呢？年轻人比老年人更易于获得成就感吗？面对快乐和成就，老年人是否可能已经麻木困顿、雄心不在了呢？

对于这个问题，来自柏林夏利特医院的一组研究人员对包含年轻人和老年人的受试者进行磁共振成像检查[16]。受试者需要操控素有"单臂强盗"之称的老虎机，即尝试赌博游戏。在游戏期间和结束后不久，研究人员会用磁共振功能成像记录受试者的脑部活动，他们可能因赢钱而喜悦，也可能因输钱而恼怒。研究人员将监测奖励系统的核心区域——腹侧纹状体和腹内侧前额皮层、负责行为评估的前扣带回和岛叶，以及负责信息整合的背外侧前额皮层。

事实上，在赌博游戏中，年轻人和年长者的神经系统的兴奋程度是存在差异的。年轻受试者的奖励系统核心区域在游戏期间和赢钱时处于过度活跃状态。这表示，年轻人在外部刺激之下动力澎湃，成功时喜悦溢于言表。而对于年长者，获胜并不会引起其强烈的愉悦感，而负责将新经验整合进较大神经网络的脑区被更大限度地激活。换句话说，他们并没有体验到赌博带来的终极快感，输赢对他们而言无关紧要，他们更看重从赌博游戏中获取的经验。

因此，与老年人相比，年轻人的幸福感更加强烈。科学研究表明，随着年龄增长，幸福荷尔蒙多巴胺的分泌减少，多巴胺受体的敏感度也会下降。由于多巴胺是幸福和奖励系统的主要递质，因此也就不难理解为什么老年人不会再产生像儿童那样强烈的喜悦感，也不再像年轻时那样满怀兴奋地拆开礼物。

但是，这并不意味着年龄和幸福不能共存。这本书的主题是"幸福"，所以我一直没有谈及"幸福"和"满足"这两个概念之间的区别。诺贝尔经济学奖得主、心理学家丹尼尔·卡尼曼（Daniel Kahneman）在一次采访中[17]谈到了两者的差异，他认为幸福分为两种：某一时刻的好心情和生活大致称得上称心快意。也许这就是年老时流失多巴胺的大脑带给我们的：小事带来的满足感，丰富多彩的体验以及平和稳定的环境。谁也不能否认，这也是幸福。

4. 结语

人类的大脑是一个工厂，生产快乐、幸福和满足，也必然会有仇恨、侵略、嫉妒、猜忌。在各条神经网络的交互作用下，通过神经递质、激素，积极和消极情绪在我们的大脑中轮番上演。我们因幸福而沉醉，因愤怒而狂躁，在狂热的爱意或嫉妒之下无法入睡。大脑通过古老的机制，以惯用的方式，影响着我们的情绪。在极度兴奋与极度沮丧的两极之间存在纷繁复杂的各种情绪，它们影响着我们的行为和世界观。

本书着重探讨了大脑的感知和情绪机制。与之相比，大脑的其他功能已经得到了更为全面的研究，例如运动或协调机能。相比于按下门把手时的大脑活动，我们对喜极而泣背后的大脑机制知之甚少。

可以肯定的是，大脑中某个非常古老的部位，使我们在外界环境和社会互动之中感知幸福、成功和满足。在达成目标、取得成就之后，我们能够体验到一种强烈的幸福感和满足感。它们完全可以只是一些日常小事，例如织完一块垫布、刷好一面墙，或者花园的大门不再吱吱作响，而不必上升到伟大发明或杰出艺术品的高度。幸福属于每个人，而不仅仅是天才！

大脑奖励系统有助于我们保持良好的状态，也能防止我们陷入沮丧和失望。当我们遇到坎坷艰难或身体将到达极限时，大脑会发出幸福信号，激励我们继续前行。

詹姆斯·奥尔兹的实验老鼠只需按下按钮，刺激它的奖励系统就可以收获幸福感。许多人也选择了类似的捷径：酗酒、吸食可卡因或服用冰毒等致命毒品。"纯粹的快乐，至高无上的幸福感"，一个瘾君子在广播中如是说，但其幸福却以牺牲健康为代价。

通往幸福的途径多种多样。在这段大脑幸福之旅中，我们遇到了几种"幸福荷尔蒙"。例如多巴胺，它是奖励系统内部最重要的神经递质。毫无疑问，多巴胺使人快乐。另外还有神奇的催产素，它造就了真正的人性——同情心和同理心。

爱人的拥抱、伴侣的爱抚、性生活的和谐就足以提高血液中的催产素含量。催产素也有"亲密荷尔蒙"之称，满足感与幸福感离不开爱、关怀和肌肤之亲。忠贞不渝的草原田鼠值得我们学习。我的朋友里不乏"草原田鼠夫妇"，他们结婚多年，仍然相亲相爱，还常有亲密接触。当彼此眼神交汇时，他们的催产素水平就开始上升，他们总有触碰、拥抱彼此的欲望。我的一位同事，结婚30多年后，仍然沉迷于他的妻子沐浴后一丝不挂的模样。这难道不是具备长久亲密和持久爱意的一个绝佳例子吗？"满满的催产素"，我儿子常这样说。遗憾的是，这并不是常态。压力、忙碌、日常生活的琐碎常常减弱人们情感上的亲密感，导致婚姻或恋爱关系的破裂。

为什么很多德国人满腹牢骚？为什么丹麦人幸福指数特别高？这本书旨在解释大脑的幸福机制，而幸福与不幸福的社会、政治原因不在关注的焦点之内，所以本书并未涉及这些社会学问题。确有研究表明，在贫富差距尤为明显的国家，生活满意度较低。但是，剥夺幸福感的并不是客观存在的或自我认为的物质缺乏，而是与那些收入更高、生活条件更好的人群的实际差距，这又再次回到大脑奖励系统和激励人们奋进的大脑构造的问题。

重要的一点是，幸福不仅是一时的成就感，更是持久的满足状态。社会学中有一个概念叫作"生命质量"。根据世界卫生组织的定义，生命质量包括个人的生理、心理社会性良好状态。人们围绕个人的生活质量及日常幸福感展开了多种调查。我们医院的一位主管医生也是如此。在严重中风病人出院后几个月，她到病人家中或疗养院探望，并请他们填写生活质量调查问卷。令人惊讶的是，这些严重残疾的病人已经接受了自身患病的事实，对生活非常满足。

因此，幸福是相对的，谚语"幸福不靠金钱架"所言在理，即使不是腰缠万贯，也同样能感受到幸福。关于幸福感的神经科学文献总会提到运动和饮食。事实上，的确存在"健脑食物"，它不仅有助于大脑健康，还能让人心情愉悦。任何形式的体育锻炼都能使人快乐，这一点也已得到了大量研究的证实。此外，我更了解到，正念和冥想对于幸福感激发的作用同样不可小觑，我们可以通过这种方式关闭大脑动力系统，享受当下，感知自我。

幸福感的神经学研究仍处于起步阶段，大脑感知幸福的许多细节尚待研究，但是基于已知的事实，我们有望以相对简单的方式来获取幸福。

致谢

衷心感谢格赖夫斯瓦尔德大学临床心理学和生理心理学研究所所长阿尔方斯·汉姆（Alfons Hamm）教授。在成书过程中，他提出了许多建议，多次与我进行讨论。格赖夫斯瓦尔德大学医学院的放射诊断学和神经放射学研究所所长诺伯特·霍斯滕（Nobert Hosten）教授对有关磁共振成像的内容所给予的指导，对此我表示衷心感谢。此外，诚挚感谢格赖夫斯瓦尔德大学医院功能成像科的马丁·洛茨（Martin Lotze）教授。

我还要感谢彼特拉·埃格斯文学代理公司（Petra Eggers）和贝塔斯曼出版社（C. Bertelsmann）的所有相关工作人员，感谢他们为完成这本书所做出的努力。

参考文献

第一章 幸福感

1. Dostojewski, Fjodor M.: *Der Idiot*, Frankfurt am Main 1981.

2. *Corpus Galenicum, Bibliographie der galenischen und pseudogalenischen Werke*, zusammengestellt von G. Fichtner, Berlin-Brandenburgische Akademie der Wissenschaften, Erweiterte Ausgabe 2015/08.

3. Stefan, H., Schulze-Bonhage, A., Pauli, E., Platsch, G., Quiske, A., Buchfelder, M. und Romstöck, J.: »Ictal pleasant sensations: cerebral localization and lateralization«, in: *Epilepsia*, 45, S. 35–40, 2004.

4. Kandel, E.: *Principles of Neural Science* (4. Auflage), New York 2000.

第二章 基本原理：大脑是如何运作的？

1. Wachsmuth, I.:Gehirn Computer, https://www.dasgehirn.info/aktuell/frage-an-das-gehirn/funktioniert-das-gehirn-wirklich-wie-ein-computer

2. Peters, M.: »Sex differences in human brain size and the general meaning of differences in brain size«, in: Can J Psychol., 45, S. 507–522, 1991.

3. Adams, Fred T.: Der Weg zum Homo sapiens, Frankfurt am Main 1971 (Originalausgabe:The Way to Modern Man, New York 1968).

4. Kremer, Wiliam: The strange afterlife of Einstein's brain, BBC World Service, 18. 4. 2015.

5. Paterniti, Michael: Driving Mr. Albert: A Trip Across America with Einstein's Brain, New York 2000 (dt.: Unterwegs mit Mr. Einstein, Reinbek 2001.)

6. Abraham, Carolyn: Possessing Genius: The Bizarre Odyssey of Einstein's Brain, New York 2002.

7. Falk, D., Lepore, F. E. und Noe, A.: »The cerebral cortex of Albert Einstein: a description and preliminary analysis of unpublished photographs«, in: Brain, 136 (4), S. 1304–1327, 2013.

8. Men, W., Falk, D., Sun, T., Chen, W., Li, J., Yin, D., Zang, L. und Fan, M.: »The corpus callosum of Albert Einstein's brain: another clue to his high intelligence?«, in: *Brain*, 137, e268, 2014.

9. Tubbs, R.S. et al.: »Korbinian Brodmann (1868–1918) and his contributions to mapping the cerebral cortex«, in: *Neurosurgery*, 68, S. 6–11, 2011.

10. Brodmann, Korbinian: *Vergleichende Lokalisationslehre der Grosshirnrinde: in ihren Principien dargestellt auf Grund des Zellenbaues*, Leipzig 1909.

11. *Gray's Anatomy: The Anatomical Basis of Clinical Practice* (Henry Gray, mit Illustrationen von Henry Vandyke Carter), 39. Auflage, Mosby 2004.

12. Hartmann, P., Ramseier, A., Gudat, F., Mihatsch, M.J. und Polasek, W.: »Normal weight of the brain in adults in relation to age, sex, body height and weight«, in: *Pathologe*, 15, S. 165–170, 1994.

13. Fields, R. D.: »White matter in learning, cognition and psychiatric disorders«, in: *Trends in Neurosciences*, 31, S. 361–370, 2008.

14. Fields, R. D.: »Die unterschätzte weiße Hirnmasse«, in: *Spektrum der Wissenschaft*, Oktober 2008.

15. Miller, E. M.: »Intelligence and brain myelination: A hypothesis«, in: *Personality and Individual Differences*, 17, S. 803–832, 1994.

16. Bengtsson, S. L. et al.: »Extensive piano practicing has regionallyspecific effects on white matter development«, in: *Nature Neuroscience*, 8 (9), S. 1148–1150, 2005.

17. Gu, Y., Brickman, A. M., Stern, Y., Habeck, C. G. et al.: »Mediterranean diet and brain structure in a

multiethnic elderly cohort«, in: *Neurology*, 85 (20), S. 1744–1751, 2015.

18. Freemantle, E.: *Proceedings of the 7th Fatty Acid and Cell*, Workshop 2005.

19. Witte, A.V., Kerti, L., Flöel, A. et al.: »Long-chain omega-3 fatty acids improve brain function and structure in older adults«, in: *Cerebral Cortex*, 24, S. 3059–3068, 2014.

第三章　大脑边缘系统：幸福与动力的发源地

1. Vein, A.: »Sergey Sergeevich Korsakov (1854–1900)«, in: *Journal of neurology*, 256, S. 1782–1783, 2009.

2. Kling, A.: »Effects of amygdalectomy and testosterone on sexual behavior of male juvenile macaques«, in: *J Comp Physiol Psychol*, 65 (3), S. 466–471, 6/1968.

3. Salu, Y.: »The role of the amygdala in the development of sexual arousal« in: *Electronic Journal of Human Sexuality*, 16, 2013.

4. Markowitsch, H.J. et al.: »The amygdala's contribution to memory a study on two patients with Urbach-Wiethe disease«, in: *Neuroreport*, 5 (11), S. 1349–1352, 1994.

5. Kennerley, S. W., Walton, M. E. et al.: »Optimal decision making and the anterior cingulate cortex«, in: *Nature Neuroscience*, 9 (7), S. 940–947, 2006.

6. Ballmaier, M., Toga, A. W. et al.: »Anterior cingulate, gyrus rectus, and orbitofrontal abnormalities in elderly depressed patients: an MRI-based parcellation of the prefrontal cortex«, in: *Am J Psychiatry*, 161, S. 99–108, 2004.

7. Silbernagl, S. und Despopoulos, A.: *Taschenatlas der Physiologie*, Stuttgart 2007.

8. Al A n, S., Goudet, C. et al.: »Newborns prefer the odor of milk and nipples from females matched in lactation age: Comparison of two mouse strains«, in: *Physiology & Behavior*, 147, S. 122–130, 2015.

9. Hatt, Hanns und Dee, Regine: *Niemand riecht so gut wie Du*, München 2010.

10. Lundström, J.N., Gonçalves, M. et al.: »Psychological effects of subthreshold exposure to the putative human pheromone 4,16-androstadien-3-one«, in: *Hormones and Behavior*, 44 (5), S. 395–401, 2003.

11. Verhaeghe, J, Gheysen, R. und Enzlin, P.: »Pheromones and their effect on women's mood and sexuality«, in: *Facts Views Vis Obgyn*, 5 (3), S. 189–195, 2013.

第四章　间脑和脑干：心脏、肾脏中枢

1. Trepel, Martin: *Neuroanatomie–Struktur und Funktion*, 4. Auflage, München 2008.

2. Lemke, M.R., Brecht, H.M. et al.: »Anhedonia, depression, and motor functioning in Parkinson's disease during treatment with pramipexole«, in: *J Neuropsychiatry Clin Neurosciences*, 17 (2), S. 214–220, 2005.

第五章　突触和递质

1. Ross, G.W. et al.: »Association of olfactory dysfunction with risk for future Parkinson's disease«, in: *Annals of Neurology*, 63 (2), S. 167–173, 2008.

2. Thümler, R.: *Morbus Parkinson. Ein Leitfaden für Klinik und Praxis*, Berlin, Heidelberg, New York 2002.

3. Williams, W.A., Shoaf, S.E. et al.: »Effects of Acute Tryptophan Depletion on Plasma and Cerebrospinal Fluid Tryptophan and 5-Hydroxyindoleacetic Acid in Normal Volunteers«, in: *Journal of Neurochemistry*, 72 (4), S. 1641–1647, 1999.

4. Moeller, F.G., Dougherty, D.M., Swann, A.C., Collins, D., Davis, C.M. und Cherek, D.R.: »Tryptophan depletion and aggressive responding in healthy males«, in: *Psychopharmacology (Berl)*, 126 (2), S. 97–103, 1996.

5. Hibbeln, J. R., Umhau, J. C., Linnoila, M., George, D. T., Ragan, P.W., Shoaf, S.E., Vaughan, M.R., Rawlings, R., Salem, N. Jr.: »A replication study of violent and nonviolent subjects: cerebro- spinal fluid metabolites of serotonin and dopamine are predicted by plasma essential fatty acids«, in: *Biological Psychiatry*, 44 (4), S. 243–249, 1998.

6. Coppen, A.J. und Doogan, D.P.: »Serotonin and its place in the pathogenesis of depression«, in: *Journal of Clinical Psychiatry*, 49, S. 4–11, 1988.

7. Sternbach, H.: »The serotonin syndrome«, in: *Am J Psychiatry*, 148 (6), S. 705–713, 1991.

8. Hecker, Justus Friedrich Karl: *Die Tanzwuth, eine Volkskrankheit im Mittelalter. Nach den Quellen für Aerzte und gebildete Nichtärzte bearbeitet von Dr. J. F. C. Hecker*, Berlin 1832 (mit Notenbeispielen).

9. Katner, Wilhelm: *Das Rätsel des Tarentismus. Eine Ätiologie der italienischen Tanzkrankheit*, Leipzig 1956.

10. Hofmann, Albert: *LSD–Mein Sorgenkind: Die Entdeckung einer »Wunderdroge«*, 7. Auflage, Freiburg 2017.

11. Skrundz, M., Bolten, M. et al.: »Plasma oxytocin concentration during pregnancy is associated with development of postpartum depression«, in: *Neuropsychopharmacology*, 36 (9), S. 1886–1893, 2011.

12. Abraham, E., Hendler, T., Feldman, R. et al.: »Father's brain is sensitive to childcare experiences«, in: *Proc Natl Acad Sci*, 111 (27), S. 9792–9797, 2014.

13. Scheele, D., Wille, A., Kendrick, K. M. et al.: »Oxytocin enhances brain reward system responses in men viewing the face of their fe- male partner«, in: *Proc Natl Acad Sci*, 110 (50), S. 20308–20313, 2013.

14. Bakermans-Kranenburg, M. J. und van Jzendoorn M. H.: Sniffing around Oxytocin: Review and Meta-analyses in: *Transl. Psychiatry*, 21, S. 258, 2013.

15. Kosfeld, M., Heinrichs, M. et al.: »Oxytocin increases trust in humans«, in: *Nature*, 435, S. 673–676, 2005.

16. Zak, P. J., Kurzban, R. et al.: »The Neurobiology of Trust«, in: *Annals of the New York Academy of Sciences*, 1032, S. 224–227, 2004.

17. Zak, P.J.: *Trust, morality and oxytocin*, TED-Konferenz, Juli 2011, https://www.ted.com/talks/paul_zak_trust_morality_and_ oxytocin?language=de (Zugriff: 7. 11. 2012).

18. Sommer, Boris und Sattler, Gerhard: *Botulinumtoxin in der ästhetischen Medizin*, Stuttgart 2006.

19. Laurin, D., Verreault, R. et al.: »Physical Activity and Risk of Cognitive Impairment and Dementia in Elderly«, in: *Arch Neurol*, 58 (3), S. 498–504, 2001.

20. Weuve, J., Kang, J.H. et al.: »Physical Activity, Including Walking, and Cognitive Function in Older Women«, in: *JAMA*, 292 (12), S. 1454–1461, 2004.

21. Potter, R., Ellard, D. et al.: »A systematic review of the effects of physical activity on physical functioning, quality of life and depression in older people with dementia«, in: *International Journal of Geriatric Psychiatry*, 26 (10), S. 1000–1011, 2011.

22. Zitiert nach Urner, Maren: »Legal ›high‹ werden: Was bei einem 10-km-Lauf in Deinem Gehirn passiert«, in: *www.dierealeWelt.de* (Zugriff: 26. 3. 2016).

23. Boecker, H., Sprenger, T. et al.: »The Runner's High: Opioidergic Mechanisms in the Human Brain«, in: *Cerebral Cortex*, 18 (11), S. 2523–2531, 2008.

第六章　磁共振功能成像

1. Serafini, Anthony: *Linus Pauling–A Man and His Science*, New York 1989.

2. Witt, S. T., Laird, A. R. und Meyerand, M. E.: »Functional neuroimaging correlates of finger-tapping task variations: an ALE meta-analysis«, in: *Neuroimage*, 42 (1), S. 343–356, 2008.

3. Wendt, J., Lotze, M., Weike, A.I., Hosten, N., Hamm, A.O.: »Brain activation and defensive response mobilization during sustained exposure to phobia-related and other affective pictures in spider phobia«, in: *Psychophysiology*, 45 (2), S. 205–215, 2008.

4. Miller, Bruce L. und Cummings, Jeffrey L. (Hrsg.): *The Human Frontal Lobes: Functions and Disorders*, New York 2007.

5. Shah, C., Erhard, K., Ortheil, H.J., Kaza, E., Kessler, C. und Lotze, M.: »Neural correlates of creative writing: an fMRI study«, in: *Human Brain Mapping*, 34 (5), S. 1088–1101, 2013.

6. Bekinschtein, T.A., Davis, M.H. et al.: »Why clowns taste funny: the relationship between humor and semantic ambiguity«, in: *J Neuroscience*, 31, S. 9665–9671, 2011.

7. Moran, J. M., Wig, G. S., Adams, R. B. Jr., Janata, P. und Kelley, W. M.: »Neural correlates of humor detection and appreciation«, in: *Neuroimage*, 21 (3), S. 1055–1060, 2004.

8. Bartolo, A., Benuzzi, F., Nocetti, L., Baraldi, P. und Nichelli, P.: »Humor comprehension and appreciation: an FMRI study«, in: *Journal of Cognitive Neuroscience*, 18 (11), S. 1789–1798, 2006.

9. Shami, P. und Stuss, D.T.: »Humour appreciation: a role of the right frontal lobe«, in: *Brain*, 122, S. 657–666, 1999.

10. Uekermann, J., Channon, S., Winkel, K., Schlebusch, P. und Daum, I.: »Theory of mind, humour processing and executive functioning in alcoholism«, in: *Addiction*, 102 (2), S. 232–240, 2007.

11. Steiner, George: *Warum Denken traurig macht*, Frankfurt am Main 2008.

12. Raichle, M.E. et al.: »A default mode of brain function«, in: *PNAS*, 98 (2), S. 676–682, 2001.

13. Killingsworth, M.A. und Gilbert, D.T.: »A wandering mind is an unhappy mind«, in: *Science*, 330, S. 932, 2010.

14. Scott, G. D.: »Doodling and the default network of the brain«, in: *The Lancet*, 378, S. 1133–1134, 2011.

15. Josipovic, Z.: »Neural correlates of nondual awareness in meditation«, in: *Annals of the New York Academy of Sciences*, 1307, S. 9–18, 2014.

16. Dalai Lama und Cutler, H.C.: *Die Regeln des Glücks*, Freiburg 2012.

17. Williams, M. und Teasdale, J.: *The Mindful Way through Depression: Freeing Yourself from Chronic Unhappiness*, New York 2007.

18. Brewer, J.A., Worhunsky, P.D. et al.: »Meditation experience is associated with differences in default mode network activity and connectivity«, in: *PNAS*, 108, S. 20254–20259, 2011.

19. Taren, A.A., Gianaros, P.J., Creswell, J.D. et al.: »Mindfulness meditation training alters stress-related amygdala resting state functional connectivity: a randomized controlled trial«, in: *Social, Cognitive and Affective Neuroscience*, 10 (12), S. 1758–1768, 2015.

20. Kabat-Zinn, J.: »An outpatient program in behavioral medicine for chronic pain patients based on the practice of mindfulness meditation: theoretical considerations and preliminary results«, in: *General Hospital Psychiatry*, 4 (1), S. 33–47, 1982.

21. Hölzel, B.K., Carmody, J., Vangel, M. et al.: »Mindfulness practice leads to increases in regional brain gray matter density«, in: *Psychiatry Res*, 191 (1), S. 36–43, 2011.

22. Farb, N. A., Anderson, A. K., Mayberg, H. et al.: »Minding One's Emotions: Mindfulness Training Alters the Neural Expression of Sadness«, in: *Emotion*, 10 (1), S. 25–33, 2010.

23. Gross,J.J.undLevenson,R.W.:»Emotionelicitationusingfilms«, in: *Cognition and Emotion*, 9 (1), S. 87–108, 1995.

第七章　大脑奖励机制

1. Porter, L. W. und Lawler, E. E.: Managerial Attitudes and Performance. Irwin-Dorsey Series in Behavioral Science in Business. Homewood, R. D. Irwin, 1968.

2. Milner, Peter: *Lebenserinnerungen*,

    https://www.sfn.org/~/media/ SfN/Documents/TheHistoryofNeuroscience/Volume 208/Peter-Milner

3. Solomon, Philip, Kubzansky, Philip E., Leiderman, P. Herbert, Mendelson, Jack H., Trumbull, Richard, Wexler, Donald (Hrsg.): *Sensory Deprivation. A Symposium Held at Harvard Medical School on June 20 and 21*, 1958. Neuausgabe Cambridge, MA, 1971.

4. Olds, J. und Milner, P.: »Positive reinforcement produced by electrical stimulation of septal area and other regions of rat brain«, in: *J Comp Physiol Psychol*, 47 (6), S. 419–427, 1954.

5. Olds, J.: »Reward from brain stimulation in the rat«, in: *Science*, 122, S. 878, 1955.

6. Kringelbach, M.L. und Berridge, K.C.: »The functional neuroanatomy of pleasure and happiness«, in: *Discov Med*, 9 (49), S. 579–587, 2010.

7. Knutson, B., Adams, C.M., Fong, G.W., und Hommer, D.: »Anticipation of increasing monetary reward selectively recruits nucleus accumbens«, in: *J Neuroscience*, 21 (16), S. 159, 2001.

8. Haber, S.N. und Knutson, B.: »The reward circuit: linking primate anatomy and human imaging«, in: *Neuropsychopharmacology*, 35 (1), S. 4–26, 2010.

第八章　幸福感的毁灭

1. Fortner, Rainer: *Egas Moniz (1874–1955) –Leben und Werk uner besonderer Berücksichtigung der Leukotomie und ihrer ethischen Implikationen*, Dissertation, Julius-Maximilians-Universität zu Würzburg 2004.

2. Die Presse: »Warum der Kennedy-Patriarch seine Tochter versteckte«, 28. 10. 2015, http://diepresse.com/home/zeitgeschichte/ 4852668/Warum-der-KennedyPatriarch-seine-Tochter-versteckte (Zugriff: 1. 6. 2016).

3. Koehler-Pentcoff, Elisabeth: *The Missing Kennedy*, Baltimore 2016.

4. Kesey, Ken: *Einer flog über das Kuckucksnest*, Reinbek 1982.

5. Dubiel, Helmut: *Tief im Hirn*, München 2006.

6. Brown, L. T., Mikell, C. B., Youngerman, B. E. et al.: »Dorsal Anterior Cingulotomy and Anterior Capsulotomy for Severe, Refractory Obsessive-Compulsive Disorder: A Systematic Review of Observational Studies«, in: *Journal of Neurosurgery*, 124 (1), S. 77–89, 2016.

7. Sheth, S. A., Neal, J., Tangherlini, F. et al.: »Limbic system surgery for treatment-refractory obsessive-compulsive disorder: a prospective long-term follow-up of 64 patients«, in: *Journal of Neurosurgery*, 118 (3), S. 491–497, 2013.

8. *S3-Leitlinie Zwangsstörungen*, herausgegeben von Fritz Hohagen, Andreas Wahl-Kordon, Winfried Lotz-Rambaldi, Cathleen Mu-che-Borowski, Berlin 2014.

9. Ehebald, U.: »Stereotaxie: Forderung der Stunde«, in: *Deutsches Ärzteblatt*, S. 78, 2/2005.

10. »Neue Gehirnchirurgie: Seele unterm Messer«, in: *Der Spiegel* 33/1975.

11. Vetter, Christine: »Verbesserte Motorik, verändertes Wesen«, in: *Deutsches Ärzteblatt*, 109 (15), 2012.

12. Ulla, M., Thobois, S. et al.: »Manic behaviour induced by deep- brain stimulation in Parkinson's disease: evidence of substantia nigra implication?«, in: *J Neurol Neurosurg Psychiatry*, 77 (12), S. 1363–1366, 2006.

13. Schlaepfer, T. E., Cohen, M. X., Frick, C., Sturm, V. et al.: »Deep Brain Stimulation to Reward Circuitry Alleviates Anhedonia in Refractory Major Depression«, in: *Neuropsychopharmacology*, 33 (2), S. 368–377, 2008.

14. Mayberg, H. S., Lozano, A. M., Voon, V. et al.: »Deep brain stimulation for treatment-resistant depression«, in: *Neuron*, 45 (5), S. 651–660, 2005.

15. Fayad, S.M., Guzick, A.G. et al.: »Six-Nine Year Follow-Up of Deep Brain Stimulation for Obsessive-Compulsive Disorder«, in: *PLoS One*, 11 (12), e0167875, 2016.

16. Voges, J., Müller, U., Bogerts, B., Münte, T. und Heinze, H. J.: »Deep brain stimulation surgery for alcohol addiction«, in: *World Neurosurgery*, 80 (3-4), 2013.

17. http://www.deutschlandfunk.de/tiefe-hirnstimulation-ein-draht- im-gehirn-koennte.676.de.

18. Schermer, M: »Ethical issues in deep brain stimulation«, in: *Front Integr Neurosci*, 5, S. 17, 2011.

19. Delgado, JoséM.: *Physical Control of Mind: Toward a Psychocivilized Society*, New York, London 1969.

第九章　健脑饮食还是乐趣饮食?

1. *Super Size Me* (Film), Regie und Drehbuch: Morgan Spurlock, 2003.

2. Gangwisch, G.E., Hale, L. et al.: »High glycemic index diet as a risk factor for depression: analyses from the Women's Health Initiative«, in: *Am J Clin Nutr*, 102 (2), S. 454–463, 2015.

3. Lustig, R.H., Schmidt, L.A. und Brindis, C.G.: »Public health: The toxic truth about sugar«, in: *Nature*, 482, S. 27–29, 2012.

4. Wurtman, R.J., Wurtman, J.J., Regan, M.M. et al.: »Effects of normal meals rich in carbohydrates or proteins on plasma tryp-tophan and tyrosine ratios«, in: *Am J Clin Nutr*, 77 (1), S. 128–132, 2003.

5. Wittchen, H.-U., Müller, N., Schmidtkunz, B. et al.: »Erschei- nungsformen, Häufigkeit und Versorgung von Depressionen. Ergebnisse des bundesweiten Gesundheitssurveys »Psychische Stö rungen««, in: *Fortschritte der Medizin*, 118, S. 4–10, 2000.

6. Sánchez-Villegas, A., Henríquez-Sánchez, P., Ruiz-Canela, M. et al.: »A longitudinal analysis of diet quality scores and the risk of incident depression in the SUN Project«, in: *BMC Medicine*, 13, S. 197, 2015.

7. Bremmer, M.A., Beekman, A.T., Deeg, D.J., Penninx, B.W., Dik, M.G. et al.: »Inflammatory markers in late-life depression: results from a population based study«, in: *J Affect Disord*, 106, S. 249–255, 2008.

8. Ford, D. E. und Erlinger, T. P.: »Depression and C-Reactive Protein in US Adults Data from the Third National Health and Nutrition Examination Survey«, in: *Arch Intern Med*, 164 (9), S. 1010–1014, 2004.

9. Tayefi, M., Shafiee, M., Kazemi-Bajestani, S.M.R. et al.: »Depression and anxiety both associate with serum level of hs-CRP: A gender-stratified analysis in a population-based study«, in: *Psychoneuroendocrinology*, 81, S. 63–69, 2017.

10. Kastorini, C.M., Milionis H.J. et al.: The Effect of Mediterranean Diet on Metabolic Syndrome and its Components. A Meta-Analysis of 50 Studies and 534,906 Indivuduals. Journal of the American College of Cardiology. 2011: 21.

11. »Wo finden wir Omega-3-Fettsa uren?«, http://www.eufic.org/ article/de/artid/omega-3-fettsauren/(Zugriff: 12. 11. 2016).

12. Gómez-Pinilla, F.: »Brain foods: the effects of nutrients on brain function«, in: *Nat Rev Neurosci*, 9 (7), S. 568–578, 2008.

13. Crawford, M. A., Bloom, M., Broadhurst, C. L. et al.: »Evidence for the unique function of docosahexaenoic acid during the evolution of the modern hominid brain«, in: *Lipids*, 34, S. 39–47, 1999.

14. Hibbeln, J.R.: »Fish consumption and major depression«, in: *Lancet*, 351, S. 1213, 1998.

15. Rothemund, Y., Preuschhof, C., Bohner, G. et al.: »Differential activation of the dorsal striatum by high-calorie visual food stimuli in obese individuals«, in: *Neuroimage*, 37 (2), S. 410–421, 2007.

16. Ng, J., Stice, E., Yokum, S. und Bohon, C.: »An fMRI study of obesity, food reward, and perceived caloric density. Does a low-fat label make food less appealing?«, in: *Appetite*, 57 (1), S. 65–72, 2011.

17. Drew Sayer, R., Tamer, G. G., Chen, N. et al.: »Reproducibility assessment of brain responses to visual food stimuli in adults with overweight and obesity«, in: *Obesity*, 24 (10), S. 2057–2063, 2016.

18. Banks, W. A., DiPalma, C. R. und Farrell, C. L.: »Impaired transport of leptin across the blood-brain barrier in obesity«, in: *Peptides*, 20 (11), 1341–1345, 1999.

19. Friedman, J.F.: »A tale of two hormones«, in: *Nature Medicine*, 16 (10), S. 1100–1106, 2010.

20. Jerlhag, E., Egecioglu, E., Landgren, S. et al.: »Requirement of central ghrelin signaling for alcohol reward«, in: *PNAS*, 106, S. 11318–11323, 2009.

21. Leggio, L., Zywiak, W.H., Fricchione, S.R. et al.: »Intravenous ghrelin administration increases alcohol craving in alcohol-dependent heavy drinkers: a preliminary investigation«, in: *Biol Psychiatry*, 76 (9), S. 734–741, 2014.

22. Mitchell, J. M., O'Neil, J. P., Janabi, M. et al.: »Alcohol Consumption Induces Endogenous Opioid Release in the Human Orbitofrontal Cortex and Nucleus Accumbens«, in: *Science Translational Medicine*, 4 (116), 2012.

23. Addolorato, G., Leggio, L., Abenavoli, L. et al.: »Neurobio-chemical and clinical aspects of craving in alcohol addiction: a review«, in: *Addictive Behaviors*, 30 (6), S. 1209–1224, 2005.

24. Chick, J., Anton, R., Checinsky, K. et al.: »A multicentre, randomizes, double-blind, placebo-controlled trial of naltrexone in the treatment of alcohol dependence or abuse«, in: *Alcohol and Alcoholism*, 35 (6), S. 587–593, 2000.

25. Ameisen, O.: »Complete and prolonged suppression of symptoms and consequences of alcohol-dependence using high-dose baclofen: a self-case report of a physician«, in: *Alcohol and Alcoholism*, 40 (2), S. 147–150, 2005.

26. de Beaurepaire, R.: »Suppression of Alcohol Dependence Using Baclofen: A 2-Year Observational Study of 100 Patients«, in: *Front Psychiatry*, 3, S. 103, 2012.

1. Blum, K., Braverman, E.R., Holder, J.M. et al.: »The Reward Deficiency Syndrome: A Biogenetic Model for the Diagnosis and Treatment of Impulsive, Addictive and Compulsive Behaviors«, in: *Journal of Psychoactive Drugs*, 32, S. 1–112, 2000.

2. Geldwert, D. et al.: »Dopamine presynaptically and heterogeneously modulates nucleus accumbens medium-spiny neuron GABA synapses in vitro«, in: *BMC Neuroscience*, 7, S. 53, 2006.

3. Knutson, B., Westdorp, E., Kaiser, E. et al.: »fMRI visualization of brain activity during a monetary incentive delay task«, in: *Neuroimage*, 12 (1), S. 20–27, 2000.

4. Balodis, I. M., Kober, H., Worhunsky, P. D., Potenza, M. N. et al.: »Diminished fronto-striatal activity during processing of monetary rewards and losses in pathological gambling«, in: *Biological Psychiatry*, 71 (8), S. 749–757, 2012.

第十一章　你需要的只是爱

1. Carter, C. S. und Porges, S. W.: »The biochemistry of love: an oxytocin hypothesis«, in: *EMBO Reports*, 14 (1), S. 12–16, 2013.

2. Kenkel, W.M. und Carter, C.S.: »Voluntary exercise facilitates pair-bonding in male prairie voles«, in: *Behavioral Brain Research*, 296, S. 326–330, 2016.

3. Wang, H., Duclot, F., Liu, Y., Wang, Z. und Kabbaj, M.: »Histone deacetylase inhibitors facilitate partner preference formation in female prairie voles«, in: *Nature Neuroscience*, 16, S. 919–924, 2013.

4. Young, L.H. und Wang, Z.: »The neurobiology of pair bonding«, in: *Nature Neuroscience*, 7 (10), S. 1048–1054, 2004.

5. Carter, C. S. und Getz, L. L.: »Monogamie bei der Präriewühlmaus«, in: *Spektrum der Wissenschaft*, 1. 8. 1993.

6. Walum, H., Westberg, L., Henningsson, S.: »Genetic variation in the vasopressin receptor 1a gene (AVPR1A) associates with pairbonding behavior in humans«, in: *PNAS*, 105, S. 14153–14156, 2008.

7. Bartels, A. und Zeki, S.: »The neural basis of romantic love«, in: *Neuroreport*, 11: S. 3829–3834, 2000.

8. Kringelbach, M. L.: *The Pleasure Center*, Oxford, 2008.

9. Bartels, A. und Zeki, S.: »The neural correlates of maternal and romantic love«, in: *Neuroimage*, 21 (3), S. 1155–1166, 2004.

10. Song, H., Zou, Z., Kou, J. et al.: »Love-related changes in the brain: a resting-state functional magnetic resonance imaging study«, in: *Frontiers in Human Neuroscience*, 9, S. 71, 2015.

11. Holstege, G., Georgiadis, J.R., Paans, A.M. et al.: »Brain activation during human male ejaculation«, in: *Journal of Neuroscience*, 23, S. 9185–9193, 2003.

12. Davey Smith, G., Frankel, S. und Yarnell, J.: »Sex and death: are they related? Findings from the Caerphilly Cohort Study«, in: *BMJ*, 315, S. 1641–1644, 1997.

13. Komisaruk, B. R. und Whipple, B.: »Functional MRI of the brain during orgasm in women«, in: *Annu Rev Sex Res*, 16, S. 62–86, 2005.

14. Di Chiara, G. und Imperato, A.: »Drugs abused by humans preferentially increase synaptic dopamine concentrations in the mesolimbic system of freely moving rats«, in: *PNAS*, 85, S. 5274–

5278, 1988.

15. Deutscher Bundestag, Kleine Anfrage, von der Abgeordneten Barbara Höll und der Gruppe der Linken, 6. 12. 1993.

第十二章　男性和女性

1. Gur, R. C., Alsop, D., Glahn, D. et al.: »An fMRI study of sex differences in regional activation to a verbal and a spatial task«, in: *Brain and Language*, 74 (2), S. 157–170, 2000.

2. Shaywitz, B. A., Shaywitz, S. E., Pugh, K. R. et al.: »Sex differences in the functional organization of the brain for language«, in: *Nature*, 373, S. 607–609, 1995.

3. Ardekan, B. A., Figarsky, K. und Sidtis, J. J.: »Sexual Dimorphism in the Human Corpus Callosum: An MRI Study Using the OASIS Brain Database«, in: *Cerebral Cortex*, 23 (10), 2514–2520, 2013.

4. Ingalhalikar, M., Smith, A., Parker, D. et al.: »Sex differences in the structural connectome of the human brain«, in: *PNAS*, 111 (2), S. 823–828, 2014.

5. Männer-Hirne und Frauen-Hirne. Ein Neuro-Mythos wird widerlegt«, SWR2 Campus, Anja Braun im Gespräch mit Martin Hubert, 4. 12. 2015.

6. Joel, D., Berman, Z., Tavor, I. et al.: »Sex beyond the genitalia: The human brain mosaic«, in: *PNAS*, 112, S. 15468–15473, 2015.

7. Haier, R.J., Karama, S., Leyba, L. und Jung, R.E.: »MRI assessment of cortical thickness and functional activity changes in adolescent girls following three months of practice on a visual-spatial task«, in: *BMC Research Notes*, 2, S. 174, 2009.

8. Carr, D., Freedman, V.A., Cornman, J.C. et al.: »Happy Marriage, Happy Life? Marital Quality and Subjective Well-Being in Later Life«, in: *J Marriage Fam*, 76 (5), S. 930–948, 2014.

9. zitiert nach http://m.spiegel.de/wissenschaft/mensch/a-991512. html

10. Frijters, P. und Beatton, T.: »The mystery of the U-shaped relationship between happiness and age«, in: *Journal of Economic Behavior and Organization*, 82, S. 525–542, 2012.

11. Das Sozio-oekonomische Panel, DIW Berlin, http://www.diw.de/ de/soep

12. Weiss, A., King, J. E., Inoue-Murayama, M.: »Evidence for a midlife crisis in great apes consistent with the U-shape in human well-being«, in: *PNAS*, 109, S. 19949–19952, 2012.

13. Scahill, R.I., Frost, C., Jenkins, R. et al.: »A longitudinal study of brain volume changes in normal ageing using serial registered magnetic resonance imaging«, in: *Arch Neurol*, 60 (7), S. 989–994, 2003.

14. Hiemke, C., Banger, M., Kohsik, R., Hundt, M. et al.: »Actions of sex hormones on the brain«, in: *Prog Neuropsychopharmacol Biol Psychiatry*, 16 (3), S. 377–388, 1992.

15. Barrett-Connor, E., von Mühlen, D.G. und Kritz-Silverstein, D.: »Bioavailable testosterone and depressed mood in older men: the Rancho Bernardo Study«, in: *J Clin Endocrinol Metab*, 84 (2), S. 573–577, 1999.

16. Lorenz, R. C., Gleich, T., Gallinat, J. et al.: »Video game training and the reward system«, in: *Frontiers in Human Neuroscience*, 9, S. 40, 2015.

17. Kahneman, Daniel: »Glück durch Geld ist eine Illusion«, Interview in: *Wissen, Süddeutsche.de*, 17. 5. 2010.

图书在版编目（CIP）数据

多愁善感的大脑 /（德）克里斯托夫·凯斯勒
(Christof Kessler) 著；毕秋晨译. —— 杭州：浙江教
育出版社，2023.9
　　ISBN 978-7-5722-6382-8

Ⅰ.①多… Ⅱ.①克… ②毕… Ⅲ.①脑科学 – 普及
读物 Ⅳ.① R338.2-49

中国国家版本馆 CIP 数据核字 (2023) 第 152388 号

GLÜCKSGEFÜHLE：Wie Glück im Gehirn entsteht und andere erstaunliche
Erkenntnisse der Hirnforschung by Christof Kessler

© 2017 by C. Bertelsmann Verlag, a divison of Penguin Random House Verlagsgruppe
GmbH, München, Germany

引进版图书合同登记号 浙江省版权局图字：11-2023-236

多愁善感的大脑
DUOCHOUSHANGAN DE DANAO
[德] 克里斯托夫·凯斯勒　著　毕秋晨　译

责任编辑	高露露	**责任校对**	王晨儿
美术编辑	韩　波	**责任印务**	曹雨辰

出版发行	浙江教育出版社（杭州市天目山路 40 号 邮编：310013）
印　　刷	北京盛通印刷股份有限公司
开　　本	787mm × 1092mm　　1/32
印　　张	8.625
字　　数	144 900
版　　次	2023 年 9 月第 1 版
印　　次	2023 年 9 月第 1 次印刷
标准书号	ISBN 978-7-5722-6382-8
定　　价	59.00 元

如发现印、装质量问题，请与印刷厂联系调换。联系电话：15901363985